JN233023

脳が作る感覚世界

― 生体にセンサーはない ―

小林 茂夫

コロナ社

われわれが外的対象に関係づける知覚は，それらの対象によって引き起こされる。(中略)。われわれはたいまつ（松明）そのものを見ると思い，鐘を聞くと思うのであり，単にたいまつや鐘からくる運動を感じているのだとは思わない。

——デカルト『情念論』

体の外には音も光もない。ものが出す空気波や電磁波が届くと，耳や目にある波の受容器は比較器として働き，インパルスを脳に向けて出す。インパルスが脳の標的ニューロンを活動させると，「情報」が発現して感覚世界が現れる。私たちは，脳が生み出した音を聞き，ものを見る。

——私の唱える感覚のしくみ

まえがき

　私たちは，体の外の状況を五感で知る。五感とは，皮膚感覚（触・圧・温・冷・痛），味覚，嗅覚，聴覚，視覚の五つの感覚を指す。冷たさ，味やにおい，聞こえる，見えるなどの感覚は，私たちが毎日使うものであり，それがないと日常生活が成り立たない。

　また，感覚でとらえた人の顔や音楽，日本語や英語，さまざまな知識を，記憶し続ける。その記憶を思い出し，さまざまな行動を行う。

　「情報とは何か」を問う私たちの大学院「情報学研究科」においても，感覚は重要である。私たちは，体の外の状況をいかにしてとらえるのだろうか。そのとき「感覚」と「情報」は，どのような関係にあるのだろうか。

　感覚を明らかにすることは，私たち自身のしくみを知るだけでなく，感覚の維持や再生をはかる医学分野にとっても意義がある。

　感覚のしくみを探ってきた自然科学の代表格は生理学であり，現在では，脳科学や生命科学がその流れに加わっている。だが，感覚のしくみを探ってきたのは生理学だけではない。古代ギリシャ以来，哲学者は，ものとは何か，ものをとらえる自分とは何かを問うてきた。そこで，感覚を解析する際には，哲学との対比，対話が欠かせない。

　このような観点に立ち，私は，生理学や分子生物学の手法で感覚を解析し，感覚を情報学の視点から説明することをめざしている。

　本書は，私の仕事をもとに話している京都大学での講義，情報学研究科の「生命科学基礎論」，全学共通科目の「生体情報論」，「神経科学」に加筆したものである。そこで，情報学や生理学だけでなく哲学など人間の心を扱う分野の学生諸君や研究者をも，読者と想定している。

　それだけではない。感覚は私たちの心の活動であり，私たちが日常的に使っているものだ。だから，自分の感覚に関心がある人は誰もが読者だと考えている。

まえがき

本書はさまざまな人を読者と想定しているので，専門的な知識なしに読めるものをめざした。また，図をたくさん用いることで，読者の理解を助けた。

ただ，本書で述べる内容は伝統的な生理学の枠組みとは違う。そもそも，私はその枠組みをひっくり返そうと思っているのだ。だから，生理学などの他の教科書を読んでも，部分ごとの説明は得られるが，本書のテーマについては直接の参考にはならない。今までの知識は，いったん脇において読んでもらいたい。

読者の理解を助けるために，自己紹介をかねて，本書の見方が生まれた経緯と，本書の内容を簡単に説明する。私は電子工学を学んだ後，生理学に転じ，体温調節の研究に参加した。研究の開始後すぐに，私は，「体温調節器とは何か」との問いと格闘することになった。

皮膚には，皮膚の温度が上昇したときに神経線維上にインパルスを発射する温受容器と，皮膚温が低下したときに神経線維上にインパルスを発射する冷受容器がある（図2.1）。

インパルスは，細胞内の電圧が短い時間幅（1～2ミリ秒，ミリは1000分の1）で変化する孤立した波（活動電位と呼ばれる）であり，細い神経線維（直径約1μm，マイクロメートル，マイクロは100万分の1）の上を脳に向かって伝わる。

生理学では，温受容器や冷受容器は，皮膚温を検出するセンサーであり，温度をインパルス列という符号に変換すると教えてきた。そして，体温調節を次のように説明していた。

温受容器は皮膚温上昇をインパルスで間脳（視床下部）に知らせる。間脳にある「皮膚温調節器」は，皮膚温を基準温と比べ，皮膚温が基準より高いと駆動信号（インパルス）を出してクーラーをつけ，皮膚温の上昇を防ぐ。

一方，冷受容器は皮膚温の低下をインパルスで間脳に知らせる。間脳にある別の「皮膚温調節器」は，皮膚温を基準温と比べ，皮膚温が基準より低いとインパルスを出してヒーターをつけ，皮膚温の低下を防ぐ。

だが，間脳にあるといわれた「温度調節器」が何かわかっていなかった。肝

心の「調節器」がわからないのだから，皮膚温の調節も深部体温の調節もわかるはずがない。

温受容器や冷受容器は温度のセンサーだといわれているが，本当だろうか。温・冷受容器はセンサーだとの見方，いや，温・冷受容器に限らずそもそも受容器はセンサーだとの見方そのものに，私は疑問を持った。

冷受容器がセンサーなら，温度の符号とされるインパルス活動は温度変化に正確に追従して変化するはずだ。

しかし，冷受容器は，皮膚温が特定の温度（閾, 例えば28℃）より低いときにだけインパルスを出す。これは，閾応答と呼ばれる現象である。閾をまたいで温度が連続的に変化するとき，インパルス活動はオン・オフ的に変化し，連続的な温度変化に追従しない。

また，冷受容器がセンサーなら，同一の低い温度が続く限り，冷受容器はインパルスを同じ頻度で出し続けるはずだ。だが，温度を一段階下げて低い温度に保つとき（例えば30℃から20℃に下げて20℃を保つとき），冷受容器が出すインパルス活動は，一過性に増加してピークに達した後，減衰する。この減衰は，順応と呼ばれる現象である。

そこで，温度が一定（例えば20℃）なのか変化しているのかは，インパルス活動を見ただけではわからない。インパルス活動が温度に正確に追従しないのだから，冷受容器が温度のセンサーだとの見方は疑わしい。

温度以外の受容器の出すインパルス活動でも，閾応答や順応は見られる。つまり，インパルス活動は刺激に正確に追従しないので，どの受容器も刺激をインパルス活動に変換するセンサーだとは考えられない。

しかし，「センサー」でないならば，温受容器や冷受容器の役割はいったい何か。この問いが，しばらくの間，頭から離れなかった。

ある朝，目覚めたときにひらめいた。

冷受容器は，閾（例えば28℃）よりも皮膚温が低いとき（25℃）にインパルスを出す。皮膚温が28℃より高いと，インパルスの発生がやむ。だから，冷受容器は閾と皮膚温を比べ，温度が閾より低くなったときにだけインパルス

を出す「比較器」だ。

　そのインパルスは，神経線維上を伝わって標的の細胞に達し，その細胞を活性化（または抑制）する引き金（トリガー）だ。

　インパルスは，温度の絶対値を表すもの（符号）ではない。現に，私たちは，皮膚温が下がったとき，皮膚が冷たいとは感じるが，皮膚温が何度かはわからない。私たちの体は，温度計ではない。

　冷受容器の役割は温度の比較器だ，ととらえると問題が一気に解決した。比較器なら，インパルスの発火頻度が温度に追従する必要はない。温度を閾と比べるのが冷受容器の役割だから，追従しないのが当然である。冷受容器の閾応答は皮膚温と閾を比べた結果であり，比較器の本質的な性質だ。

　一過性の応答（順応）は，比較器の持つ性質の一つ，微分要素として説明できる。微分要素とは，温度が変化した直後に，調節器がその変化を妨げる向きの強力な出力を一過性に出すしくみである。

　冷受容器からの路が脳に達した後に折り返し，筋肉などのヒーター（筋肉が活動すると，力のほかに熱を出す）につながるときには，皮膚温の比較器である冷受容器それ自身が，皮膚温の低下を防ぐ「体温調節器（サーモスタット）」として働くことになる。

　すなわち，皮膚温が閾（例えば28℃）より低くなると，冷受容器が活動してインパルスを出す。そのインパルスが，脳を経て筋肉に届くと，全身的にふるえ（ふるえは筋肉のリズミカルな活動である）が起きて，熱が発生する。

　その結果，冷受容器のある皮膚の温度が閾（28℃）より高くなると，インパルスの発生がやむ。こうして，冷受容器は温度調節器として働き，冷受容器のある皮膚の温度が28℃より下がるのを防ぐ。

　冷受容器からヒーターまでの路があることはよく知られている。実際，私たちも，冷水で皮膚の温度が下がると，ふるえが激しく起きる。

　一方，温受容器は，皮膚温が閾（例えば34℃）より低いとインパルスを出さない。しかし，皮膚温が閾より高いと活動が始まりインパルスを出す。その

インパルスは，神経線維を伝わって，標的の細胞を活性化（または抑制）する引き金である。

温受容器からの路が脳を経て折り返し，汗腺などのクーラーにつながるとき，比較器として働く温受容器は，皮膚温が閾より上昇するのを防ぐサーモスタットとして働く。

このように，皮膚には，皮膚温が閾より低下したときに働く比較器と，皮膚温が閾より高いときに働く比較器がある。そのとき，皮膚温の上昇や低下を防ぐ調節がただちに説明可能となる。

これは，おおげさにいうと，体に備わる「温度比較器」を，工学の制御論に基づいて私が発見した歴史的瞬間である。まさに，目からうろこが落ちる思いだった。この見方を論文に書いているので参照されたい[1~3]†。

冷受容器や温受容器の役割がセンサーから比較器に変わることは，生理学の伝統的な枠組みの否定に直結する。本書でこれから述べることをひとことでいうなら，「生体にセンサーはない」だ。そこで，これを，本書の副題とした。

だが，温受容器と冷受容器は「温度の比較器」であり，「体温調節器」として働くことができるという私の見方は，容易には受け入れられなかった（今もまだ広くは受け入れられていない。支持が少しずつ広がっている段階か）。

私の見方を話すと，国内外でなされるよく似た反論がある。「それは用語の問題にすぎない。センサーと比較器は，同じだ。だから比較器と言い直す必要はない。受容器は，比較機能を持つセンサーだ」と，いうのだ。

この反論でわかるように，センサーでないとの証拠がいくら出されても，「センサーだ」との思い込みは直らない。この思い込みは，今では，批判を許さないドグマ（教条）になっている。生理学の教科書でも，『ネイチャー』や『サイエンス』などの科学雑誌でも，「センサー」や「符号」，「解読」などの用語があふれている。

「センサー」や「比較器」は，工学から借りてきた概念（用語）である。し

---

† 肩付数字は巻末の引用文献番号を示す。

かし，本家の工学では，「センサーと比較器（温度調節器）が同じだ」との反論は受け入れられない。そんな主張をすると，笑われる。センサーと比較器は，機能が異なる別の装置だからだ。センサーは，温度を検出する部品である。比較器は，温度の制御装置である。

　ここで，受容器を「センサー」と仮定したときの体温調節を，もう一度工学の立場から分析してみよう。冷受容器が温度のセンサーなら，センサーは，皮膚の温度（例えば25℃）をインパルス列の符号に変換する。その後の処理は，すべて符号で行われる。
　そして，間脳（視床下部）にある「比較器」が，皮膚温（25℃）と設定温（例えば30℃）の「二つ」を符号で比べ，その温度差（マイナス5℃）に応じた頻度でインパルスを出す。つまり，冷受容器は皮膚温の「センサー」であり，間脳にある「比較器」が皮膚温を調節するとの従来の説明になる。

　だが，閾（例えば28℃）より皮膚温が上昇すると，冷受容器はインパルスを発するのをやめる。そのとき，間脳には，温度の情報がこない。皮膚温を基準と比べようとしても，インパルスがこないので，比較のしようがない。また，インパルス活動は一過性応答（慣れ）を示すので，温度が一定なのか動いているのかは，インパルスを見てもわからない。
　さらに，冷受容器は，ほかの化学物質にも反応する。例えば，メンソール（ハッカの成分）を皮膚に塗ると，冷受容器がインパルスを出し，皮膚温が下がらなくてもその皮膚が冷たいと感じる。そこで，冷受容器の出すインパルスは，温度の符号ではない。

　符号を解読する脳の側も問題だ。脳には温度のメーターはないし測定者もいない。つまり，温度を測るしくみは脳にはないので，インパルスが届いても，皮膚温が20℃か30℃なのか，脳にはわからない。だから，皮膚の温度を（脳が決めた）ある値に維持することは，脳にはできない。
　このように冷受容器を皮膚温検出用のセンサーとすると，皮膚温の調節は，説明不能におちいる（3章）。

これに対し，私の見方に従えば，冷受容器は，皮膚温が閾より低いときにインパルスを発生し，それを脳に送る「比較器」だ。脳に届くインパルスは，標的細胞を活性化（または抑制）する引き金である。

「比較器」からのインパルスを受けても，脳には皮膚温の絶対値がわからない。わかる必要がない。皮膚温の調節では，「比較器」（冷受容器）がヒーター（例えばふるえを起こす筋肉）に送るインパルスを，脳のニューロンは中継するだけでいい。

こうして，皮膚温の低下を防ぐサーモスタットは，冷受容器であって，脳ではない。冷受容器は比較器だとの主張は，センサーを言い換えただけの用語の問題では断じてない。

今までの生理学こそ，比較器（調節器）として働く冷受容器をセンサーだと誤解してきたのだ。それが，間脳に皮膚温の比較器（調節器）があるとの間違いを生んでしまった。だから，体温調節が説明不能になっていたのだ。

本書の前半（1～7章）では，いろいろな受容器を分析し，どの受容器もセンサーではなく，比較器だと述べる。そして，皮膚にある温・冷受容器が皮膚温の比較器，脳にある温・冷細胞は脳温の比較器だと述べ，多数のサーモスタットによる体温調節を説明する。

本書の後半（8～14章）では，センサー説から比較器説に転換を行った上で，私たちの五感のしくみを説明する。

感覚のしくみは，私たちの想像を超えている。そのしくみがわかるたびに目からうろこが落ちる思いがする。読者の皆さんにも同じ思いを抱いてもらえるなら，幸いである。

2006年3月　京都，下鴨にて

小林　茂夫

謝　　　辞

　村上惠先生には，温熱生理学の研究に導入していただき，研究全般の流れを教えていただいた。このことが，私の研究の出発点であり，その後の展開につながった。「体温調節器とは何か」との問いと格闘したからこそ，「受容器が比較器だ」との見方が生まれた。

　堀哲朗先生，清原壽一先生，中島敏博先生には，脳の薄切標本から細胞の発火活動を記録する方法を教わった。この技術を用いた実験結果が，比較器説を提出する最初の論文になった。

　久野宗先生には，研究を論理的に進めることの重要性を学んだ。高橋智幸先生から，脳薄切標本中の細胞のイオン機構を解析するパッチクランプ法を教わった。

　中枢・末梢の温・冷細胞のイオン機構，分子機構，免疫組織化学による解析は，堀あいこ先生，岡澤慎博士，高雄啓三君，阿部潤次君，神立みかこさん，井上渉君，山中啓司君，澤田洋介君，白木琢磨博士，細川浩博士，松村潔先生らとの共同で行ってきた。

　この研究の中，単一チャネルのレベルで受容器活動を記録した。その実験結果が，受容器の温度比較のしくみがタンパク質の相転移であるとの見方を生んだ。

　受容器を比較器とすると，どの受容器が出すインパルスも，体の外にある「情報」を脳に運ぶものではなくなる。インパルスは，脳を活動させるための引き金だ。インパルスが伝わって脳の活動を引き起こすとき，例えば皮膚が冷たいとの感覚が生まれる。すなわち，「感覚を生む情報は脳にある」との結論になる。

　この結論は，17世紀のフランスの哲学者デカルトの説に似ると，冨田恭彦

先生に指摘された。私は生理学と哲学との対比を考え始めた。確かに、私の見方は、デカルトに似ている[4]。

受容器をセンサーとする見方からすると、受容器を比較器とする私の見方は異端だ。しかし、視野を哲学に広げると、異端ではない。異端どころか、私の見方は、西洋哲学の生得説に一致する。

一方、「体の外の物理量の情報が脳にはいり、感覚に変わる」とのセンサー説は、17世紀のイギリスの哲学者ロックが代表する経験論の系譜にある。この枠組みこそが感覚の説明を不能にしている原因だ、と私には思えてきた。

パー・マーティンレフ先生、野家啓一先生には本書の概要を聞いていただき、哲学の立場から貴重なコメントをいただいた。小林道夫先生には、デカルトの哲学について教えていただいた。

私は、哲学を専門とする研究者ではない。工学や生理学、情報学の観点から哲学を見るとこう見えると、私なりの解釈をしているところがかなりある。それらの解釈や分析の責任は、もちろんすべて私にある。

本書の冒頭に、デカルトの『情念論』の一部を引用した[4]。この一文は、私が感覚のしくみを分析する際の羅針盤となった。その下段に、私の見方を並べて書いた。比べるとわかるように、両者は確かによく似ている。また、本書の中では、随所にデカルトが顔を出す。

だが、解剖学の知見をはじめとして、デカルトの説明がすべて正しいわけではない。著作の中では、矛盾し、批判されてきた点もある。どこが問題で、どこが肯定できるか。このしわけや分析がやっかいだが、必要な作業だった。

そうではあっても、デカルトは私の先生だと、私は勝手に思っている。マーティンレフ先生には、デカルトが客死して埋葬されたストックホルムの教会を案内していただいた。

佐藤雅彦先生からは、数学の見方、古典の重要性を教わった。また、感覚や思考について継続的に議論ができた。乾敏郎先生からは、心理学の見方を教わ

った。人間の知能を模した機械をめざす分野の仕事は，人間と計算機の比較に役立った。

　感覚は「私たち」の「心」に生まれるものだ。だから，感覚を分析するには，私たち自身を研究してきた哲学との対話が欠かせない。情報学研究科および京都大学の学際性，さらに，京都という町が，研究を進めるのに役立った。

　養老孟司先生からは，ものを考える姿勢を学んだ。「まわりの人が納得しない見方なら，見込みがある」とのことばには，勇気づけられた。

　大築立志先生，跡見順子先生からは，意見や励ましをいただいた。また大築先生には原稿を読んでもらった。これで，原稿はずいぶん読みやすくなった。

　堀あいこ先生には，継続的に原稿を読んでもらい，医学的な観点からチェックしていただいた。喜田祐子さん，平井理恵さんには，図や原稿の作成を手伝っていただいた。

　私の講義を受講した学生諸君の反応も勉強になった。講義で，はじめての内容をしゃべるときは緊張した。しかし，学生諸君は，いい稽古相手になってくれた。学生諸君からは，肯定，否定を含めたいろいろな意見が出た。これらの反応は，どこが説明不足か，何が問題かを問い直すのに役立った。

　この本を書くことで，感覚の基礎的な枠組みがあらわになり，また問題点も見えてきたように思える。出版を薦めていただいたコロナ社に感謝する。ただ，書き始めてからずいぶんと時間がたってしまった。おわびしたい。

　最初の構想は，本書の前半の受容器の役割に関する部分だけだった。執筆の途中から，後半の感覚も含んだものに変わった。そこで，書きながら分析を続けるとの自転車操業になってしまった。

　一連の研究は，文部科学省の科学研究費の援助を受けた。基礎的な研究への支援に感謝する。

目　　次

まえがき ……………………………………… *i*

謝　　辞 ……………………………………… *viii*

序　　章 ……………………………………… *1*

1章　人工システムの特徴

1.1　温度センサー …………………………………………… *11*
1.2　温度比較器 ……………………………………………… *14*

2章　生体システムの特徴

2.1　芯温と皮膚温 …………………………………………… *20*
2.2　効　果　器 ……………………………………………… *22*
2.3　皮膚の温・冷受容器から標的までの経路 …………… *23*
2.4　皮膚の温・冷受容器 …………………………………… *24*
2.5　脳温の調節器 …………………………………………… *26*
2.6　脳にも温・冷細胞がある ……………………………… *27*

3章　温度感覚系の伝統的説明の問題点

3.1　温度受容器はセンサーではない ……………………… *29*
3.2　脳に皮膚温の調節器はない …………………………… *32*

3.3 セットポイント説 ……………………………………………………… 35

4章　温・冷受容器の新しい見方——比較器説

4.1 脳の温・冷細胞は脳温の比較器 ……………………………………… 38
　4.1.1 温細胞 ……………………………………………………………… 39
　4.1.2 冷細胞 ……………………………………………………………… 43
4.2 脳の温・冷細胞が芯温を調節する …………………………………… 46
4.3 皮膚の温・冷受容器は皮膚温の比較器 ……………………………… 48

5章　比較器が体温を調節する——モデル研究

5.1 温・冷細胞のシンボル ………………………………………………… 51
　5.1.1 温細胞 ……………………………………………………………… 51
　5.1.2 冷細胞 ……………………………………………………………… 52
5.2 脳の温・冷細胞による芯温調節 ……………………………………… 52
　5.2.1 芯の単一容器モデル ……………………………………………… 52
　5.2.2 温細胞がクーラーを用いて行う温度調節（無負荷時） ………… 54
　5.2.3 温細胞がクーラーを用いて行う温度調節（熱負荷時） ………… 55
　5.2.4 山型の発火頻度を示す温細胞による温度調節 ………………… 57
　5.2.5 冷細胞がヒーターを用いて行う芯温調節 ……………………… 58
　5.2.6 温細胞と冷細胞が行う芯温調節 ………………………………… 59
　5.2.7 多数の温細胞による調節 ………………………………………… 61
5.3 皮膚の温・冷受容器と脳の温・冷細胞による体温調節 …………… 62
　5.3.1 皮膚と芯の二重容器モデル ……………………………………… 62
　5.3.2 皮膚の冷受容器が行う皮膚温調節 ……………………………… 65
　5.3.3 皮膚の冷受容器と芯の冷細胞が行う体温調節 ………………… 68
　5.3.4 皮膚の温受容器が行う皮膚温調節 ……………………………… 68
5.4 体温調節のまとめ ……………………………………………………… 70

6章　温・冷受容器の温度比較機構

- 6.1　イオンチャネル·· 73
- 6.2　パッチクランプ法·· 75
- 6.3　冷チャネルのイオン機構·· 77
  - 6.3.1　Ca イメージ法·· 78
  - 6.3.2　膜電位記録··· 78
  - 6.3.3　ホールセル電流記録··· 80
  - 6.3.4　細胞レベルの閾応答··· 81
  - 6.3.5　単一チャネル活動·· 81
- 6.4　比較のしくみはチャネルの相転移·· 83
- 6.5　温・冷受容器の遺伝子·· 86

7章　生体にセンサーはない

- 7.1　伸張受容器は長さ比較器·· 89
- 7.2　圧受容器は圧比較器·· 92
- 7.3　電位依存性チャネルは電位比較器··· 93
  - 7.3.1　電位依存性 Na チャネル·· 93
  - 7.3.2　電位比較器が活動電位を生む······································ 95
- 7.4　化学受容器は濃度比較器·· 97
- 7.5　代謝型受容器··· 99

8章　脳が作る感覚世界

- 8.1　大脳皮質の感覚野·· 102
- 8.2　哲学と生理学·· 103
  - 8.2.1　経験論と生得説··· 103

8.2.2 生理学	108
8.3 感覚の三要素	111
8.4 五感の世界	112
8.5 感覚に姿・形はない	116
8.6 重力に姿・形はない	117
8.7 生物学の中心に心と自己を位置づける	118
8.8 感覚の共通性	120

9章 皮膚感覚

9.1 冷感覚	123
9.1.1 比較器と標的ニューロンが作る冷感覚系	123
9.1.2 自己ニューロンと普通ニューロン	125
9.1.3 1自己ニューロンに1情報	126
9.1.4 ラベルつき線路説	127
9.1.5 脳の断層像	129
9.1.6 感覚系の処理方式は離散的	130
9.1.7 冷感覚は分散統合システム	131
9.2 触感覚	132
9.3 幻肢	135
9.4 共感覚	137
9.5 単細胞生物	139

10章 味覚 ……141

11章 嗅覚 ……144

12章　聴　　　覚

- 12.1　耳　の　構　造 ……………………………………………… *148*
- 12.2　受容器はセンサーか ………………………………………… *150*
- 12.3　受容器は周波数の比較器 …………………………………… *153*
- 12.4　聴覚系は鍵盤楽器 …………………………………………… *154*
- 12.5　振動源の定位 ………………………………………………… *156*
- 12.6　聴覚野のニューロンが持つ ROM …………………………… *157*

13章　視　　　覚

- 13.1　視　覚　の　概　要 ………………………………………… *159*
- 13.2　視細胞は波長の比較器 ……………………………………… *161*
- 13.3　視細胞と自己ニューロンが作る視覚系 …………………… *163*
- 13.4　特　徴　抽　出　説 ………………………………………… *166*

14章　感覚の枠組み転換

- 14.1　センサー説から比較器説への転換 ………………………… *169*
- 14.2　心　身　二　元　論 ………………………………………… *171*
  - 14.2.1　一元論と二元論 ………………………………………… *171*
  - 14.2.2　二元論のおよぼす影響 ………………………………… *175*
  - 14.2.3　唯　物　論 ……………………………………………… *176*
  - 14.2.4　二元論から一元論へ …………………………………… *178*
- 14.3　情報はニューロン間を伝わらない ………………………… *179*
- 14.4　感覚を生む「情報」の特徴 ………………………………… *180*
- 14.5　個体発生は私たちを作る …………………………………… *181*

おわりに……………………………… *183*
引用文献……………………………… *186*
索　　引……………………………… *190*

序章

　本書は，私の研究グループで行ってきた実験結果に基づき，感覚のしくみの新しい見方を提供するものである。今までに発表した関連する論文をあげておこう[1～3), 5)～10)]。

　ここでは，感覚とはどんなもので，どうしたら研究できるか，できないかを考える。言い換えると，感覚を研究するとは，何を明らかにすることかを考えよう。

感覚と自己は分離できない
　虫歯にかかると，歯がずきずきと痛む。しかし，自分自身の歯がどんなに痛くても，その痛みは，ほかの人にはわかってもらえない。これは，お互い様で，ほかの人にどんな痛みが生まれていても，私たちにその痛みはわからない。「わが身をつねって人の痛さを知れ」と私たちは教えられる。つまり，「私たち」には，わが身の痛さはわかるが，人の身の痛さはわからない。

　このことは，痛さだけでなく，五感のすべてに当てはまる。私が毎日経験している感覚——今日は暑い，ケーキが甘い，トリの声が聞こえる，空が青い——は，自分には生き生きとした実感である。しかし，あなた（二人称）や彼ら（三人称）に生まれている感覚は，私にはわからない。

　また，人とは異なる動物，つまりネコやサカナ，ミツバチ，線虫などの感覚がどんなものなのかもわからない。

　このように，どの感覚であれ，感覚は本人（個体）にしかわからない。「自分」と「自分の感覚」を切り離すことはできない。感覚は，それ自身が単独で

動き回るようなものではけっしてない。

　では，人の感覚を外から見るとき，その感覚とはいったいどんなものだろうか。ある人に「感覚」が生まれたとしても，その「感覚」を外から見ることはできない。「感覚」は，人の心に生まれるものであって，「感覚」には姿・形がない。その内容も，まったくわからない。感覚の内容は，本人に聞くしかない。

　とにかく，自分自身が感じる「感覚」と，その「感覚」を外から見るときとでは，同じ「感覚」を扱っているのだが，まったくようすが違う。ものを外から調べるようなやり方では，人や動物に生まれる「感覚」の内容を調べることはできない。

　このように，感覚とは，自分に固有の経験である。だから，感覚の研究では，自分の感覚が解析の出発点になる。ものが見える，音が聞こえるなど自分の感覚の経験なしには，「感覚」という研究対象がどういうものか見当もつかない。

　また，動物や他人の感覚のしくみを研究したとしても，その結論が正しいかどうかは自分の感覚に照らしてみるしかない。それを検証する方法は，自分の感覚だけだ。

　感覚の研究では，一人称の書き方が問題となる。私は，著者として感覚のしくみを説明する。しかし，それと同時に，「自分（自己）」と，「自分の感覚」とが考察の対象だ。本書では，一人称を次のように使い分けることにする。著者（小林）を示すときには「私」を使う。著者を含めた仲間の人間を一般的に示すときには「私たち」を使う。

感覚は自己の中心に存在する

　私たちの「感覚」には，姿・形がない。だが，私たちの「感覚」は，私たちが生きていく上での中心的な存在である。朝から晩まで，私たちには自分自身の感覚世界（8章で述べる）が立ち上がっている。私たちが生活する上で，感

覚はなくてはならないものである。

　今，姿・形のないものが中心的な存在だといった。すると，それは生き物だけに通用する特殊事情だと思われるかもしれないが，そうではない。

　代表的な自然科学である物理学にも，同じことがいえる。万有引力（重力）には，姿・形がない。だが，重力は，宇宙空間を形作る中心的な存在である。そこで，重力を否定するわけにはいかない。もし重力がないなら，太陽と地球の関係など，宇宙空間の秩序はたちまち崩壊する。

　ニュートンは重力の実体を追求するのでなく（今でも重力の実体はよくわからない），ものとものとの間に働く力の大きさ，つまり「重力の法則」を明らかにした。「法則」の発見が，天動説から地動説への転換を決定的にした。この方法論は，近代科学の幕あけになったと評価されている。今では，重力に姿・形がなくても，重力の存在を疑う人はいない。

　本書では，ニュートンにならって，感覚を分析することにしよう（本書の目的は，「感覚」の実体を調べることではない。実体を調べる段階にはとても達していない。「感覚」の実体を外から客観的に調べようとしても，「感覚」の内容はそもそもわからない）。

　本書の目的は，体の外にある対象と，自己に生まれる「感覚」とを関係づけるしくみを，生命科学の方法で明らかにすることである。

　では，体の外にある対象と私たちに生まれる感覚とは，おおよそ，どのような関係にあるのだろう。

　私たちは，体の外の対象を私たちの五感でとらえる。その際，水の冷たさ，ミカンの味やにおい，川の流れる音，空の青さというふうに，体の外にある対象がそれぞれの性質を持ち，それを五感でとらえていると思っている。

　しかし，日常の経験からは理解しにくいのだが，体の外には，暑さや寒さはないし，痛みもない。味やにおいもないし，音や色（光）もない。

　体の外の世界に現実にあるのは，もの，温度，化学物質，ものが立てる空気波や電磁波など，それぞれの特徴を持つ物理量だ。本書では，体の外の世界を

物理世界と呼ぶことにしよう。物理世界は無味乾燥なもので，どの物理量も自分たちの感覚で直接に知ることはけっしてない。

皮膚や口，耳，目などの感覚器官に物理量が届くと，どの受容器も神経線維に，脳に向かう（求心性と呼ぶ）インパルスを出す。それぞれの受容器が出すインパルスに違いはない。1秒間当りに生まれるインパルスの個数（発火頻度という）も受容器ごとに大差はなく，高くても100個/秒を超えない。

そのとき，皮膚が冷たい，ミカンの味やにおいがする，川の音が聞こえる，空が青いなど感覚種ごとに異なった固有の「感覚」が，私たちの「心」に生まれる。これこそ，ふだん私たちが経験している世界，つまり「感覚世界」である。

私たちの心に生まれる「感覚」は，物理量ではない。だから，体の外にある物理量の符号が中にはいって解読され，「感覚」に変換されているのではない。

センサー説

ところが，エイドリアン（1928年）[11]以来の生理学は，体の外の物理量の「情報」が脳にはいり感覚になると説明してきた。すなわち，受容器はセンサーであり，体の外の物理量の「情報」をインパルス活動という「符号」に変える。インパルスが脳に届くと，「符号」が解読され，感覚になると説く。つまり，人工の測定器と同様，暗号-解読系で，外の情報が脳に伝わると説明する。

この仕事が評価され，エイドリアンは1932年にノーベル賞を受ける。本書では，受容器がセンサーだとする見方を，生理学の「センサー説」と呼ぶ。

イギリスの哲学者ジョン・ロックは，17世紀，体の外から得られる経験だけが知識を生むとの「経験論」を説いている[12]。体の外の世界が脳の白紙（タブラ・ラサ）にコピーされるという。すなわち，センサー説は，哲学の「経験論」の流れにある。

こうして，エイドリアンは，工学のアイデアを借り，FMラジオの動作原理を説明するように感覚を説明した。インパルスの頻度という符号で情報を伝達

するのなら，「心」を持ち出さなくても，感覚が説明できそうに思える。

　センサー説は，確かに，生理学の研究者には便利だった。しかも，ノーベル賞が正当性を保証している。こうして，センサー説は，本質的な批判なしに現在の生理学に引き継がれた。

　だが，エイドリアンの説明は，筋が通らない。皮膚温の情報が脳に伝わると，手が冷たいとの「感覚」になるというのだからだ。皮膚の冷たさは，私たちの心のできごとであり，温度ではない。皮膚の温度が低下することと，私たちが感じる皮膚の冷たさとは，異なる世界のできごとで，まったく違う現象である。

　エイドリアンは，「受容器は温度を符号に直す。だが，脳はその符号を解読しても，温度には戻さず，冷たさが生まれる」というのだ。これは，「木に竹を接ぐ」ようなねじれた説明ではないか。

　生理学の教科書を読むとわかるように，感覚の説明はエイドリアンの当時から一歩も進んでいない。センサー説では感覚が説明できないことを，およそ80年の歴史が証明している。これは，センサー説に立つ生理学の限界を示す。

　人工の測定器では，外の「情報」の符号が受信部に伝わり，元の「情報」に等価変換されてメーターに表現される。それにならった説明，つまり痛みの「情報」が体の外にあり，その「情報」が脳に伝わり痛みになるととらえる枠組みにこそ，この失敗の原因がある。

　体の外の物理世界には，痛みの「情報」はない。物理量の「情報」が中にはいって，痛みに変わるわけがない。痛みとは，自分自身が生みだしたものだ。

比 較 器 説

　センサー説に対し，「まえがき」で述べたように，受容器は比較器だと私は唱える[1)~3)]。受容器が比較器だとの見方を，「比較器説」と呼ぶことにする。冷受容器は，ふだん生活する温度（0～50℃程度）を閾（例えば28℃）で二つの領域に分ける。温度が閾より低いとき，冷受容器はインパルスを出す。そ

のインパルスは脳に伝わり，標的のニューロンを活性化（あるいは抑制）する。

このとき，感覚の枠組みは一変する。冷受容器は，皮膚の温度（例えば20℃）を脳に伝えるのではない（脳には，温度を測るしくみはない）。

これは，どの感覚種でも同じで，受容器は比較器として働く。それぞれの受容器は，物理量を二つの領域に分ける。受容器が働く領域か，働かない領域かだ。体に届く物理量が受容器の働く領域にはいるとき，受容器はインパルスを脳に向けて出す。

そのとき，標的の細胞に伝わるのは，細胞を活性化（または抑制）する引き金としてのインパルスだけである。

温度の低下で冷受容器が出すインパルスが脳に届いたとき，インパルスは標的ニューロンの活動を引き起こす。そのとき，皮膚が冷たいとの感覚が私たちに生まれる。だから，標的ニューロンには，皮膚が冷たいとの「感覚」を生む「情報」があらかじめ備わっているに違いない。

その「情報」が備わってないなら（例えばインパルスを中継するだけのニューロンであれば），標的ニューロンが活動しても，皮膚が冷たいとの感覚はけっして生まれない。すると，皮膚に冷感が生まれることはないので，脳には皮膚の温度が高いか低いかを知る手段はいっさいなくなる。

このように，受容器を比較器ととらえるなら，体の外の物理世界が脳にコピーされるとの枠組みが否定される。だからこそ，物理世界とはちがう固有の感覚世界を，自己の「情報」に応じて生みだすことができるのだ。

デカルトは，冒頭に引用したように，「単にたいまつ（松明）からくる運動を感じているのでなく，たいまつそのものをわれわれは見る」という[4]。

ものが見えるとの感覚を生むしくみは目からの線維が届く脳に生まれつき備わっている，との「生得説」をデカルトは『情念論』で唱える。そして，脳（松果腺）にいる本人が，たいまつを見ると説く。

かくして，私の「比較器説」は，デカルトの「感覚」の説明に一致する。デ

カルトと同じ「生得説」に立つ説明が生理学に登場したと，私は位置づける。

　受容器が「センサー」か「比較器」かは，体温調節だけでなく，感覚においても本質的な問題だ。これは，哲学で対立してきた二つの見方，「経験論」と「生得説」のどちらを生理学が選ぶかにかかわる。

　伝統的な生理学は「センサー説」を唱え，「経験論」を選んだ。そして，感覚を生む「情報」は体の外の物理量であり，それが脳にはいって感覚にかわると説明した。しかし，その結果，感覚が説明できない状況が続いている。

　これに対して，私は「比較器説」を唱え，「生得説」を選ぶ。すなわち，体に届く物理量が受容器の活動域にはいるとき，受容器はインパルスを脳に送る。そのインパルスが標的の細胞をたたくことで，細胞にある「情報」が発現して対象の感覚が私たちに生まれると説く。

　「センサー説」から「比較器説」への転換は，感覚の枠組みを一変させる。感覚を生む「情報」がある場所が，体の外から，脳の中へと移る。この枠組みの転換をとげてはじめて，生理学は，「私たち」の「心」に生まれる「感覚」を説明することが可能になると，私は考える。

　本書は，これから，読者を「比較器説」の世界に誘う。「センサー」と「比較器」の違いを知ることは，本書を理解するのに役立つ。そこで，まず，人間が作った装置の位置づけを行い，人工システムにおける「センサー」と「比較器」のちがいを述べよう。

1章 人工システムの特徴

　序章で述べたように，体の外の世界は，もともと，無味乾燥な物理世界だ。では，地球上の生き物は，物理世界の中にあるものをいかにして把握するようになったのか。人間が作った人工システムと比較するため，生き物が感覚系を作った過程をまず見ておこう。

　生き物は，進化の過程で自分の体を作り変え，体の外を知るしくみを作りだした。単細胞生物から始まった生き物は，多細胞生物へと体制を変えた。そして，耳や目などの感覚器を作り，それぞれに対応した部分を脳に作った。さらに，感覚系を作る方法を遺伝子に書き子孫に伝えている。

　感覚系では，どの受容器が出すインパルスも同じもので，脳を駆動するための引き金である。インパルスが脳の標的を活動させると，感覚が生まれる。これは，感覚を生むしくみが脳にあることを示す。

　生き物は，体の外の物理世界の代わりに，脳の中に感覚世界を生み出すことで，体の外の物理世界を仮想的にとらえることに成功した。

　人間は，生き物が作りだした感覚世界（私たちがいつも経験している世界だ）に加え，感覚の原因となる物理世界が体の外にあることを知った。まず，哲学の生得説（8章で説明する）が，感覚ではとらえることのできない物理世界が体の外にあることに気づいた。

　また，人間は，体の外の物理量を測るために，さまざまなセンサーを発明して測定器を作った。皮肉なことだが，知覚できない物理世界を測ろうとしたのではない。感覚でとらえているものを，定量的に測ろうとしたのだ。しかし，

実際には，感覚ではとらえることができない物理量を，人工の測定器を使って測っていたのだ。

つまり，人工のセンサーは，物理世界に裸で向き合っている。私たちの体の外は，物理世界そのものである。

測定技術の発達により，感覚を引き起こす範囲の物理量だけでなく，その範囲をはるかに超える物理量が物理世界にあることがわかってきた。例えば，温度は，私たちが冷感，温感を感じている範囲（ふだん生活している温度範囲，$0 \sim 50$ ℃）を超え，下は-273 ℃（絶対温度0度）から，上は限りのないほど高温（何千万度）にまで広がるとわかった。

すなわち，物理世界の温度と，私たちが感じる暑さ・寒さの感覚とはまったくちがう現象である。

空気波には，私たちが聞くことができる範囲の周波数（可聴域）の波だけでなく，それより周波数の高い超音波があるとわかった。発信器が超音波を出したとしても，私たちには聞こえない。しかし，測定器は超音波を検出できる。

また，電磁波には，ものが見えると感じる可視波長の波だけでなく，紫外線，赤外線，X線，携帯電話やテレビの電波などの波があるとわかった。ものが，可視波以外の電磁波を出していても，私たちにはそれらのものはまったく見えない（まっくらだ）。だが，測定器は，どの電磁波をも検出できる。

これから述べるように，測定器では，体の外にある物理量をセンサーで符号に変換し，その符号を受信機にまで運ぶ（図1.2）。受信機では符号を解読し，人間に理解できる表現（測定値）に直して表示する。

測定器の測定対象は，物理世界のものだけだ。測定器では，私たちの心に生まれている感覚世界を測ることはできない。例えば，歯が痛いのは，本人に生まれた感覚である。私たちに生まれている歯の痛さを，測定器で測ることはけっしてできない。痛さや冷たさは，私たちの感覚であって，ふつうの意味で測ることができる「もの」ではない。

測定器とはいっても，測定器それ自身が「もの」を測るのではない。測定器を使って「もの」を測るのは，測定器の外側にいる人間である。しかも，測定器は，私たち人間からは独立して働く。人間がいてもいなくても，測定器は物理世界の情報を受信機に運び，物理量を表現し続ける。

　かくして，私たち人間は，物理世界の対象を二つの方法でとらえることができるようになった。一つは，動物が持つのと同じ感覚系で，物理世界を間接的に（脳の中に仮想的な世界を作って）把握する。もう一つは，人間が生み出した測定器を用いて，物理世界の物理量を直接的に測る。

　これは，人間と，ほかの動物のちがいだ。動物は，感覚世界しか知らない。これに対し，私たち人間は，感覚世界と物理世界の二つの世界を知っている。その分だけ，人間の方の頭がいい。

　さて，人間は，測定器だけでなく，環境を制御する装置をも作った。例えば，温度を調節する装置は，温度を基準と比べ，温度が動作域にはいれば出力を出す比較器である（図1.3，1.4）。比較器の出力は，標的に伝わり，標的の活動を引き起こす。

　標的には，標的に固有のしくみがあらかじめ組み込んである。温度の比較器の標的は，ヒーター（またはクーラー）だ。外の温度低下で比較器が出す引き金が標的に届くと，ヒーターのスイッチがはいり，産熱活動が始まる。比較器は，その出力で標的のスイッチをいれ，標的に備わるしくみをあらわにする。

　このとき，外の「情報」が標的にコピーされるのではない。つまり，標的は，送られてきた符号の解読を行うのではない。標的にはじめから備わるしくみ（情報）が，比較器からの引き金で発現するだけだ。

　もし，感覚の受容器が，センサーでなく比較器として働くなら，感覚系のしくみは一変する。受容器の発するインパルスは，標的の活動を引き起こすだけの引き金である。外の「情報」を脳にコピーする符号ではない。

　私たちの感覚世界は，物理世界とはまったくちがう仮想的な世界だ。だから，脳には，その感覚世界を生むしくみがはじめから備わるに違いない。も

し，受容器のインパルスが，脳の標的に備わるしくみをあらわにするなら，感覚世界が出現する。

人工のセンサーも比較器も温度に反応するが，二つの機能はまったくちがう。だから，受容器の出力が温度に反応するからといって，受容器がセンサーとして機能するとはいえない。これから，人工のセンサーと比較器とを具体的に考察しよう。

1.1 温度センサー

温度は状態量であり，温度を直接測ることはできない。そこで，人工の測定器では，センサーで温度を計測可能な量（符号）に変換する。その符号を解読して元の温度に戻し，測定者が温度を測る。

水銀の体積を温度のセンサーとした温度計が作られている（**図 1.1**）。水銀をガラス管に導き，温度を水銀柱の高さ（計測可能な量）という符号に変換する（a）。温度と高さの間には，一対一の固定した関係が必要だ。

高さは符号なので，高さを見ただけでは，温度は測れない（a）。温度を測るには目盛り（(b)，校正表）がいる。目盛りは，センサーの特性（温度と符号の関係，(d)）と同一のものだ。測定者は，目盛りを見て（c），温度（35°C）を測る。温度の目盛りも人間の約束事である。そこで，温度測定の原理を知る測定者でないと，温度は測れない。

測定範囲内（図 1.1 では，20〜50°C）では，符号（水銀柱の高さ）は温度に正確に追従すべきだ。温度が例えば 40°C を超えて上昇しているのに，40°C で水銀柱の上昇が止まってはならない。40°C 以上の温度が測れないからだ。つまり，センサーに，温度を比較する機能があってはならない。

水銀柱は，センサーと目盛りが一体のものだ。センサーと目盛りを分離して，符号を伝達する方式にすれば，離れた点の温度測定が可能になる（**図 1.2**）。
熱電対は 2 種の金属を張り合わせた温度センサーであり，温度の上昇で金属

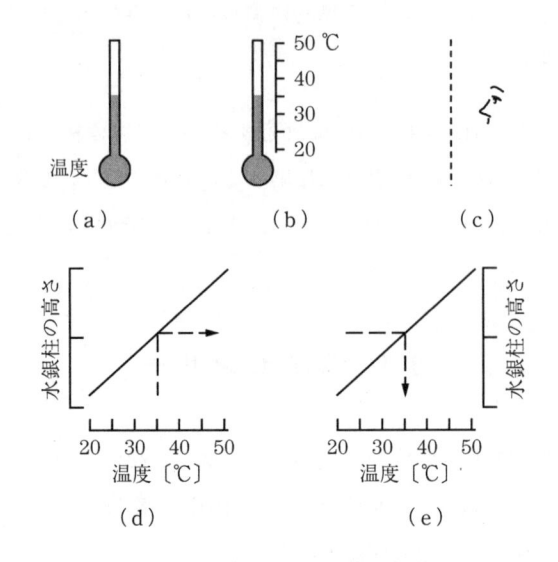

(a) 水銀柱は温度を水銀の高さに変換する。高さは符号なので，高さを見ても温度はわからない。
(b) 高さから温度を測るには温度目盛りがいる。
(c) 測定者は目盛りから，水銀だめの温度（35℃）を推定する。
(d) 温度を高さに変換する表
(e) 高さを温度に戻す校正表。これは（d）に対応するもので，温度目盛りになる。

図1.1 水銀温度計

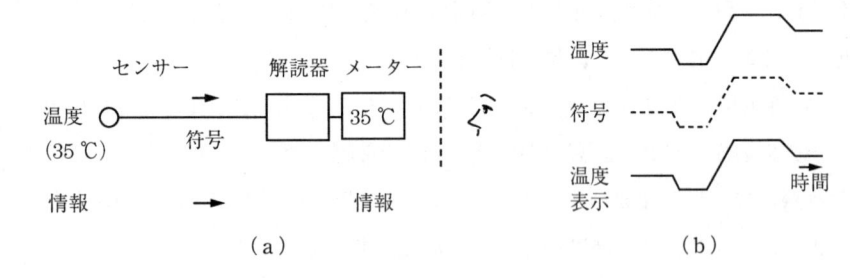

(a) センサーは体の外の温度を符号（例えば電圧）に変換し，符号を受信機に送る。受信機では，符号を解読して温度に戻し，メーターに表示する。
(b) 温度と符号，表示の時間経過。符号と温度表示は，温度に追従する。

図1.2 離れた点の温度を測る温度計

間の電圧が上昇する。その電圧が符号であり，電圧は電線を伝わって受信機に送られる。受信機では，符号が解読されて温度に戻り，温度がメーターに表示される。測定者は温度表示を見て，センサーの場所の温度を測る。

　この方法でも，符号と温度表示は，温度に正確に追従しなければならない（図1.2（b））。温度測定系では，外の温度の情報がそのまま中に伝わる。そっくり伝わるからこそ，外の温度が受信機の位置で測れるのだ。まさに，外の情報が中にコピーされる。

　かくして，人工の温度測定系は，いくつかの約束ごとの上に成り立っている。温度の符号をセンサーから離れた場所にいる受信機に正確に届け，測定者がその温度を測るには，すべての約束ごとが守れられなくてはならない。約束ごとが，どの一点で破られても，温度測定はできない。

　この約束ごとは，受容器がセンサーか否か，温度の感覚系が測定器かどうかを検討するための判断基準になる。

　測定範囲内では，符号と温度表示は，温度変化に追従して変化すべきだ。温度変化に対して，符号や温度表示が，閾応答，過渡応答（順応），飽和応答，山型応答などを示すべきではない。これらのうち，どの一つでも起これば，正確な温度測定はできない。

　温度センサーは，もちろん温度にだけ反応すべきだ。酸，浸透圧，メンソールやキャプサイシン（トウガラシの成分）などの化学物質などがセンサーに加わっても，センサーの出力が変化してはならない。つまり，受容器は，多種類の刺激に反応してはならない。もし，温度以外の刺激に反応して出力が変化すると，温度測定はできない。

　例えば，温度センサーにトウガラシをふりかけたとき，センサーが反応してはいけない。もし反応すると，温度が一定にもかかわらず温度表示が高温をさす。また，温度センサーにメンソールをぬったとき，センサーが反応してはいけない。もし反応すると，温度が一定にもかかわらず，温度表示が低温をさす。

伝達される符号（ここでは電圧）そのものは，温度ではない。そこで，受信機には，符号を解読するための解読器が不可欠だ。符号を元の温度に戻してはじめて，センサー部での温度が正しく表示される。

温度の符号を解読したときに，温度に戻らないで，温度とは別のものが生まれてはならない。

しかし，これから述べるように，皮膚にある温・冷受容器は，温度センサーであるための条件をほとんど満足させない。センサーの出力は温度変化に対し，閾応答，過渡応答，飽和応答などを示す。また，多くの温・冷受容器は，温度だけでなく，他の化学物質にも反応する多刺激受容器である。だから，温度センサーだとは考えられない。

私たちの脳の中にも，ネコやサカナ，ハエの脳の中にも，温度を表示するメーターはない。また，温度の測定者もいない。だから，私たちや動物の脳が，皮膚の温度を測ることはできない。

現に，私たちは，皮膚の温度が何度になったのかわからない。私たちにわかるのは，皮膚が冷たいか，熱いかの感覚である。私たちの体は，皮膚の温度を測っているのではない。

ネコやサカナ，ハエ，さらに単細胞生物ですら，温度の受容器を持っている。そして，温度の上昇や低下に反応して，動物が体温調節行動を起こすことはよく知られている。しかし，動物は皮膚温を測った後に，体温調節行動を行っているのではない。

かくして，動物の持つ受容器は，人工のセンサーのような役割を持たない。動物は，もちろん，温度計を体の中に持ってはいない。

1.2　温度比較器

温度の比較器は，連続的な温度と比較器の設定温とを比較し，温度が活動域にはいるときに出力を引き金として出すスイッチだ。

1.2 温度比較器

　熱膨張率の異なる2枚の金属を張り合わせたバイメタルの端をスイッチの接点にすると，温度比較器ができる（図1.3，1.4）。これは，簡単なしくみだが，比較器の基本機能を備えている。本書では，バイメタルスイッチを，温度比較器のシンボルとして用いることにする。

　温度の比較器は，設定温より温度が高いときに出力を出すものと（**図1.3**），低いときに出力を出すものに分かれる（**図1.4**）。温度の比較器だからこそ，高温で活動するものと，低温で活動するものの2種類がある。

　温度は連続的なものだから，温度が高いときにだけ働くものと，温度が低いときにだけ働くものの2種類のセンサーを用いる理由はない。

　図1.3のバイメタルスイッチでは，張り合わせた2枚の金属の膨張率がちがう。温度が上昇するとこのバイメタルは上に曲がる。温度が設定温より高くなると，スイッチがつく。温度が設定温より低いと，バイメタルは逆方向（下向き）に曲がり，スイッチが切れる。

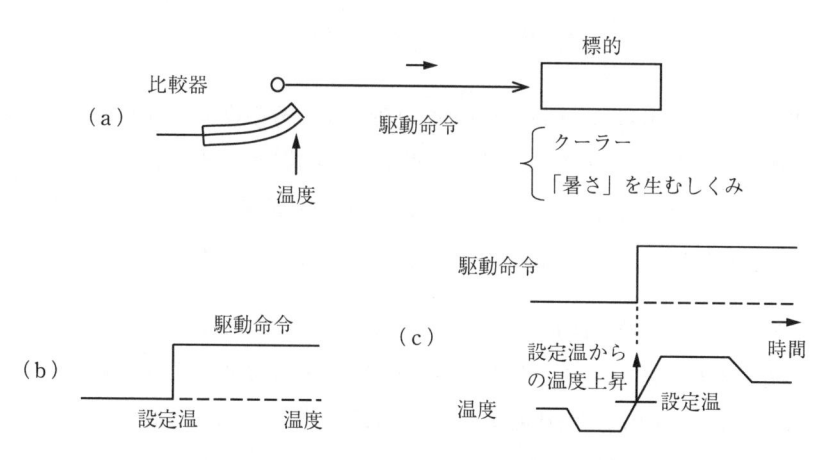

（a）　上向き矢印のついたバイメタルスイッチで比較器を表現する。温度が設定温より高いとスイッチがつき，標的に駆動命令が出る。
（b）　入力と出力の関係
（c）　温度と駆動命令の時間経過。駆動命令は温度変化に追従しない。

図1.3　温度上昇に反応する比較器

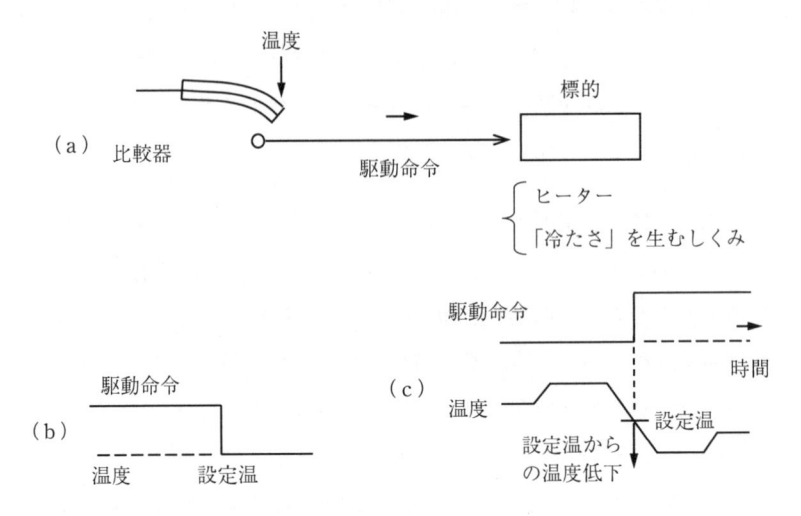

(a) 比較器 温度 駆動命令 標的 ヒーター 「冷たさ」を生むしくみ

(b) 駆動命令 温度 設定温

(c) 駆動命令 時間 温度 設定温 設定温からの温度低下

(a) 比較器を下向き矢印のついたバイメタルスイッチで表す。
温度が設定温より低いと，スイッチがつく。
(b) 入力と出力の関係
(c) 温度と駆動命令の時間経過

図1.4 温度低下に反応する比較器

　比較器が出す出力は，標的の活動を制御するための駆動信号である。だから，比較器の出力は，符号の伝達に必要な条件を満たす必要はまったくない。
　比較器の出力が標的に伝わっても，標的は符号を解読しない。解読する意味がない。標的は，比較器が出す駆動信号に応じて活動するだけだ。
　この比較器は，設定温より温度が高いときにだけ，一定の大きさの出力を出す（図1.3（b））。そこで，比較器の出力は，温度の変化に正確に追従していない（c）。二つの温度を比較するのが比較器の機能だから，追従しないのが当然なのだ。もし追従するなら，それは，比較が行われていないことを意味する。
　比較器（図1.3（a））の出力がクーラーにつながるとき，比較器は，それがある場所の温度が設定温より上がらないように維持する温度調節器として

働く。

　温度が設定温より高いとき，比較器のスイッチがはいり，クーラーが働く。すると，クーラーの放熱活動で温度が下がる。その結果，温度が設定値より下がると，スイッチが切れクーラーが止まる。この開閉動作が繰り返されるので，温度を上げる向きの熱負荷が加わっていても，温度は設定値から上がらないように維持される。

　注意すべきは，比較器だけでは温度調節ができないことだ。比較器からの線がクーラーにつながっているからこそ，比較器はサーモスタット（温度調節器）として働き温度調節を行うことができる。つまり，クーラーには，固有のしくみがあらかじめ組み込んである。

　私たちの皮膚にある温（熱）受容器は，温度が閾より高いときにだけインパルスを出す。そこで，温（熱）受容器は，温度を閾で比較し，温度が高温域にはいるときにインパルスを出す比較器だと，私は唱えているのだ。

　生体では，比較器の標的には２種類がある。一つは，人工の温度調節器と同様のクーラー（放熱器）だ。例えば，汗腺である。比較器の出力が汗腺の活動を引き起こすなら，発汗が起こり，皮膚温が下がる。

　もう一つは，脳の標的のニューロンである。皮膚温が上がると，温（熱）受容器が働いてインパルスを出す。そのとき，皮膚が温かいと私たちは感じる。そこで，脳の標的ニューロンには，皮膚が温かいとの「感覚」を私たちに生むしくみが組み込まれていると考えられる。

　皮膚が温かい（熱い）との感覚は，私たちに体温調節行動を引き起こす。

　かくして，標的がクーラーのときには，自律的な温度調節が行われる。標的が脳にあって熱（温）感を引き起こすときには，行動性の体温調節が行われる。どちらの標的であれ，比較器の出す引き金がなくなるまで，体温調節活動が続く。

　一方，図1.4のバイメタルスイッチでは，温度が設定値より低いときにだけ駆動信号として出力を出す（(a)，(b)）。だから，比較器の出力は温度変化

に追従しない（c）。

　この比較器の出力がヒーターにつながるとき（a），比較器は，それがある場所の温度が設定温より低下しないように維持する温度調節器として働く。

　温度が設定温より低いとき，比較器のスイッチがはいり，ヒーターが働く。すると，ヒーターの産熱活動で温度が上がる。その結果，温度が設定値より上がると，バイメタルスイッチが切れヒーターが止まる。

　この開閉動作が繰り返されるので，温度を下げる向きの負荷が加わっていても，温度は設定値から下がらないように維持される。

　私たちの皮膚にある冷受容器は，温度が閾より低いときにだけインパルスを出す。そこで，冷受容器は，温度を2領域に分割し，温度が低温域にはいるときにだけインパルスを出す比較器だと，私は唱える。

　冷受容器の出すインパルスが向かう先の標的にも，2種類がある。一つの標的は，人工の温度調節器と同様のヒーター（産熱器）だ。例えば，筋肉である。比較器の出力が筋肉を刺激してふるえを起こすなら，皮膚温が上がる。

　もう一つは，脳の標的である。皮膚温が下がると，冷受容器が働いてインパルスを出し，そのインパルスが脳の標的を刺激する。そのとき，皮膚が冷たいと私たちは感じる。そこで，脳の標的には，皮膚が冷たいとの「感覚」を「私たち」に引き起こすしくみがあると考えられる。

　皮膚が冷たいと知らせるのだから，このしくみの中には，感覚を生む「情報」があらかじめあるととらえることができる。

　こうして，標的が自律性効果器のときに自律性の体温調節が，標的が冷感を生むしくみであるとき，行動性体温調節が行われることになる。

　バイメタルはスイッチを開閉するだけなので，その出力は一定の大きさしかとれない（図1.5（a））。これに対し，設定温からの温度差に比例して出力が変わる比較器もある（(b)，(c)）。そのとき，クーラーまたはヒーターの働きは，設定温からの温度差に比例して強力になる（比例制御）。

　しかし，開閉制御と比例制御の間に，比較器としての本質的な違いはない。

1.2 温度比較器

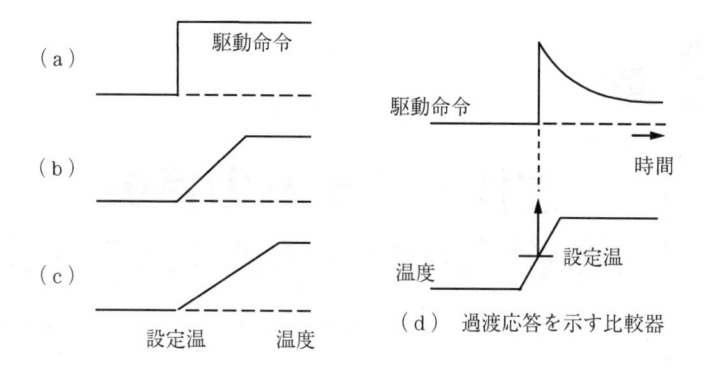

(a) 駆動命令

(b)

(c)

設定温　温度

駆動命令

時間

温度　設定温

(d) 過渡応答を示す比較器

(a)～(c) 温度と駆動命令の関係
(a)　オン・オフ制御
(b), (c)　比例制御

図1.5　性質の異なる比較器

比例する温度域が異なるだけだ。閾からの温度差が大きければ，どちらの出力も飽和する。また，比較器には微分制御（一過性応答）を示すものもある（d）。

温（熱）受容器，冷受容器を温度の比較器ととらえると，体温調節だけでなく，皮膚が温かい（熱い），冷たいとの「感覚」が私たちに生まれる現象が説明可能になる。

2章 生体システムの特徴

ここでは，体温調節にかかわるしくみを中心にして，生体のしくみを考える。

2.1 芯温と皮膚温

哺乳類と鳥類は恒温動物である。環境温が変化しても，体の芯温（深部体温，人間の正常値は約 36.5 ℃）は一定に保たれる。これは，芯温の恒常性（ホメオスタシス）といわれる性質だ。そこで，体の中には芯温の調節器があり，クーラーやヒーターを使って芯温の変動を防ぐと考えられている。

つまり恒温動物は，自分の中にある器官で熱を作って体温を維持するという意味で，内温性動物ともいわれる。

体を循環する血液には，熱の運搬やかきまぜの役割がある。心臓の血液の温度がほぼ芯温であり，そこから出る動脈血は熱を心臓から下流の器官に運ぶ。皮膚の循環で冷やされた血液，筋肉や肝臓で温められた血液が，静脈血として心臓に戻り，そこでかきまぜられた後，再び，動脈血として心臓から出る。

芯温は，つまり，動脈血が流れる脳や内臓の温度である。動脈血の流量が少ないと，臓器の温度は下がる。

後に述べるように，脳には多数の温度調節器がある。これらは，脳の温度が変化しないよう調節活動を行う。しかし，芯全体の温度が調節できなければ，脳温が安定しない。そこで，脳の温度調節器は芯全体の温度調節を行うことになる。

2.1 芯温と皮膚温

一方,皮膚は体の外に接している。皮膚温は,芯温と環境温の中間の値をとる。そこで,環境温が変化すると,皮膚温は容易に変化する。だが,皮膚温も強力に調節されている。

環境温が上昇すると私たちは暑いと感じる。そして,服を脱ぐ,冷房のスイッチを入れるなどの行動を起こし,皮膚温の上昇を防ぐ。また,皮膚からの発汗で熱を外に放散し,皮膚温を下げる。

環境温の低下で皮膚温が下がると,私たちは寒いと感じる。そして,服を着る,暖房のスイッチを入れるなどの行動を起こし,皮膚温の低下を防ぐ。また,ふるえで熱を産生し,皮膚温の低下を防ぐ。

この調節活動の結果,皮膚温は暑くも寒くも感じない温度,正常の皮膚温($33 \sim 34\,°C$)に保たれる。

皮膚温の変化で調節作用が生じているときも,芯温はほぼ一定に保たれている。そこで,これらの調節活動は芯温の変化が引き起こしたものではない。これは,芯温の調節器とは別に,皮膚温の調節器があることを意味する。ふだんの体温調節活動は,皮膚温の調節器が主に行うといえる。

トカゲ,カエル,サカナなどの脊椎動物,昆虫,線虫などの無脊椎動物は,環境温が変化したときに芯温が変化する変温動物である。

皮膚温,芯温が低下しても,これらの動物はふるえないと考えられている。そこで,温度比較器(受容器)があっても,その出力が動物の持つヒーター(筋肉)やクーラー(血管拡張)につながっていないのだろう。

だが,変温動物だからといって,体温調節をしないのではない。行動が許されるときには,暖かいところや涼しい場所に移動し,芯温,皮膚温の変化を防ぐ。

変温動物は,自分の持つ器官で熱を作らず,外の熱に依存して温度維持をはかるという意味で,外温性動物と呼ばれている。

ゾウリムシ,大腸菌などの単細胞生物には,芯と皮膚の区別がない。これらは,細胞膜をはさんで,直接周囲の水に接している。水温の変化は,細胞内温

度の変化に直結し，生命を危険にさらす。

そこで，単細胞生物といえども走熱性を発揮し，生存に適した温度に移動する。すなわち，体温の調節系は，系統発生の初期からある古いシステムである。

このように，体温調節とは，体の外の温度環境から独立した温度空間を内に作る働きといえる。

2.2 効　果　器

温度が設定値より上がったとき，温度を下げるにはクーラーがいる。温度が設定値より下がったとき，温度を上げるにはヒーターがいる。温度の比較器があっても，効果器がなくては，温度調節はできない。

生体が使う効果器は，二つに分かれる。体の外にある熱源（温度環境）を利用するもの（外温性調節；ectothermy）と，体の中のヒーターやクーラーを利用するもの（内温性調節；endothermy）だ。

変温動物は，もっぱら外温性調節を行う。体温が変動したとき，温度の高いところや低いところを求めて移動する。適切な温度の場所に達すれば，移動をやめる。移動のためだけに自分のエネルギーを使えばよい。体温を調節するには外のエネルギーを使うので，それが利用できる限り効率的な手段である。

一方，恒温動物は，外の温度環境を利用する調節に加えて，体の中のクーラーやヒーターを使って，体温を保つ内温性調節を行う。

私たちが体の中に持つ主なヒーターは骨格筋である。冷水を全身に浴びて皮膚温が下がったとき，筋肉のふるえが激しく起きる。ふるえで熱が生まれるので，皮膚温と芯温の低下が防がれる。これは，強力な方法であるが，寒冷負荷がある限り，ふるえが続く。そこで，エネルギーの消耗が激しい。

一方，私たちが持つ主なクーラーは汗腺だ。気温が高いときに走ると，体温が上がる。すると，広い範囲の皮膚から汗が出る。発汗が気化熱を奪い，皮膚温，芯温の上昇を防ぐ。

皮膚の血液循環は，内と外の間での熱の通りやすさ（熱コンダクタンス）を

変える効果器だ。

皮膚血管が拡張すると，通常の気温は芯温より低いので，皮膚血管の拡張はクーラーとして働く。だが，気温が芯温よりも高くなる異常時には，熱が体内に逆流する。つまり，ヒーターに変わる。

一方，皮膚血管が収縮すると，芯からの熱の流出が減り，芯温の低下が防がれる。だが，それは芯から皮膚への熱の移動を抑えるので，皮膚にとっては逆にクーラーの作用を持つ。

2.3 皮膚の温・冷受容器から標的までの経路

皮膚には，温度に反応する2種の受容器がある。皮膚温の上昇に反応してインパルスを発する温受容器，皮膚温の低下に反応してインパルスを発する冷受容器だ。ここでは冷受容器の経路を図示している（図2.1）。温受容器のある場所や経路も，冷受容器のものと似ている。

受容器がある感覚細胞の細胞体は，脊髄の背側の後根神経節にある。細胞体の核で作られた温受容器または冷受容器のタンパク質（6章）が，神経線維の

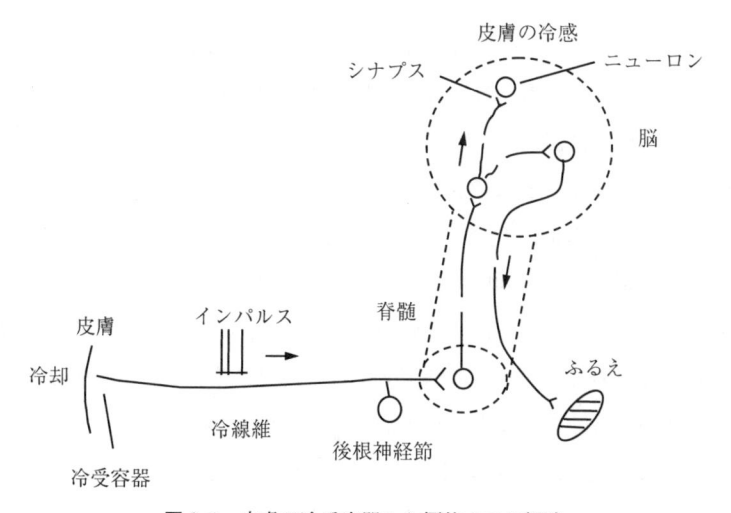

図2.1 皮膚の冷受容器から標的までの経路

終末部にまで運ばれて，温・冷受容器を形成する。

皮膚の温・冷受容器が発するインパルスが通る路は，脊髄に入り，脊髄の中を脳に向けてのぼる。脳では路が二つに分かれる。一つは，間脳の視床を経て大脳皮質の標的に向かう路である。

皮膚温の低下で冷受容器がインパルスを出すと，インパルスはこの路に沿って大脳皮質の標的に達し，外が寒い（皮膚が冷たい）との感覚を生む。その結果，皮膚温の変化を抑える行動を生む。人の場合なら，服を着たり，涼しいと感じる場所に移動する。つまり，行動で体温を調節するしくみである。

他の一つは，脳にいったんはいった後に折り返し，再び脊髄を通って末梢に向かい，効果器に至る路である。これは，筋肉や皮膚血管の拡張・収縮など，自らが持つ産熱器（ヒーター）や放熱器（クーラー）を使う自律性調節につながる。

そこで，温・冷受容器から標的までの間のどこかに，皮膚温を調節するための比較器がある。私は，温・冷受容器そのものが，比較器だと唱えているのだ。

2.4 皮膚の温・冷受容器

皮膚温を急激に下げて一定の低温に保つとき（図2.2（a）），冷受容器が出すインパルスの発火頻度（b）は急上昇した後に減衰する[13]。このように，皮膚温が一定の低温に保たれていても，その発火頻度は一過性の応答を示し，発火頻度を一定に保つことはできない。

逆に，皮膚温を急激に上げて一定の高温に保つとき，温受容器が起こすインパルスの発火頻度は，一過性に上昇した後に減衰する。

このような一過性の応答は，受容器の慣れ（順応）と呼ばれる現象ゆえに生じる。発火頻度のピークからの低下速度は，感覚種や細胞ごとに異なる。中には，一過性の応答の後，発火活動が消失するものもある。

温度と発火頻度の関係を模式的に示す（図2.3）。温度が正常値（33℃）から低下すると，冷受容器の発火頻度は閾以下で上昇を始めピークに達し，その

(a) 温度〔℃〕

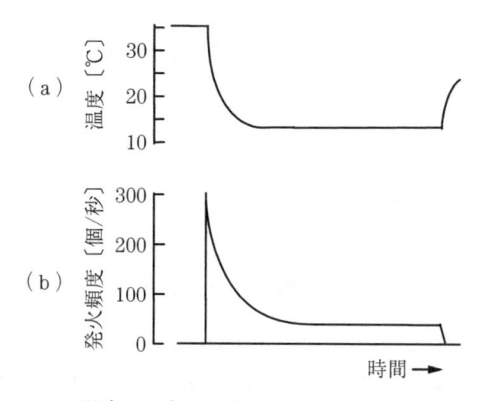

(b) 発火頻度〔個/秒〕

時間 →

温度と反応は一対一に対応しない。

図 2.2　ステップ状の温度低下に対する冷線維の発火頻度応答

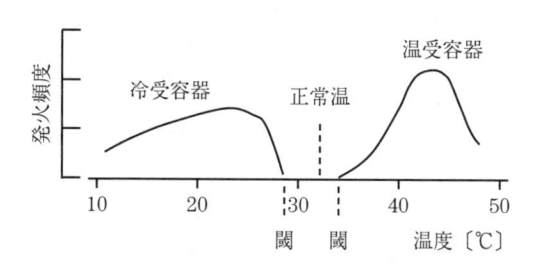

発火頻度　冷受容器　正常温　温受容器

10　20　30　40　50　温度〔℃〕
　　　　閾　閾

図 2.3　皮膚の温・冷受容器が出す発火頻度の温度応答

後低下する。つまり，発火頻度は温度の低下に対し山型に応答する。

　一方，温度が正常値から上昇すると，温受容器の発火頻度は閾以上で上昇を始めピークに達し，その後低下する。つまり，発火頻度は温度の上昇に対し山型の応答を示す。

　このように，温・冷受容器とも，それらが発するインパルス活動は温度の変化に正確に追従しない。そこで，インパルス活動を見たのでは，温度が一定なのか，一過性に変化しているのかまったくわからない。だから，皮膚の温・冷受容器が温度のセンサーだの見方は疑わしい。

2.5 脳温の調節器

　環境温が上下に変動しても，体温調節反応が起き，哺乳類の芯温は一定に保たれる。そこで，芯温の調節器が中枢神経系にあると考えられた。温熱生理学は，どこに調節器があり，何が調節器の実体かを探索してきた。

　視床下部の前部（視束前野と前視床下部，図2.4）を破壊すると，外気温が変化したときに，芯温が変動しやすくなる。つまり，恒温動物が変温動物に近づく。本書では，特に断らない限りこの場所を視床下部と呼ぶことにする。

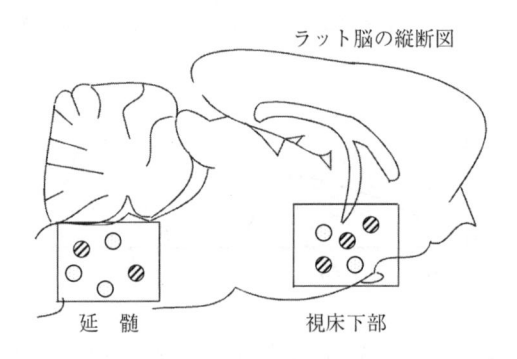

ラット脳の縦断図

延髄　　　　　視床下部

◎　加温が放熱活動を生む点
○　冷却が産熱活動を生む点

図2.4　ラットの脳にある多数のサーモスタット

　熱極（サーモード）は，先が閉じた細い管（直径1mm）の先端にまでチューブを差し込み，チューブに高温または低温の水を流すことで管の先端の温度を変える器具である。

　熱極を用いて視床下部のさまざまな場所を冷却すると（図2.4），皮膚血管の収縮，ふるえ，褐色脂肪組織の活動など，脳温の低下を抑える反応が起きる。

　一方，加温すると皮膚血管の拡張など，脳温の上昇を防ぐ活動が生まれる[14), 15)]。

破壊実験と刺激実験の結果，脳温の上昇を防ぐ調節器と，脳温の低下を防ぐ調節器の2種が，視床下部に数多くあると考えられた。

視床下部外の延髄[15), 16)]や脊髄[17)]にも，温度上昇に応じて放熱反応を生む点，温度低下に反応して産熱反応を生む点が数多く存在する。

これらの実験結果から，芯温の上昇を防ぐ調節器と，芯温の低下を防ぐ調節器の2種が，視床下部，延髄，脊髄に数多くあり，それらがヒーターやクーラーを駆動して哺乳類の脳温（つまり芯温）を維持すると考えられた[18)]。

2.6 脳にも温・冷細胞がある

脳温の上昇が放熱反応を，低下が産熱反応を誘発することから，脳温の上昇または低下に応じてインパルスを出す神経細胞（ニューロン）がこれらの部位にあると予想された。これを確かめるため，ネコの視床下部からニューロンの発火活動が細胞外記録された[19)]。

すると，温度を変えても発火頻度が変化しない温度不感細胞（60～70％）に加えて，温度上昇で発火頻度が上昇する温細胞が記録された（図2.5）。

イヌの視床下部を用いた実験では，割合は少ない（約7％）が，温度低下で

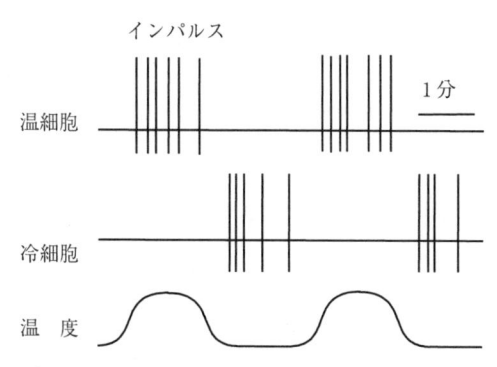

加温でインパルスの発生頻度が上昇する温細胞と冷却で発火頻度が増す冷細胞が視床下部にある。

図2.5 視床下部の温・冷細胞

発火頻度が上昇する冷細胞が記録された．この後，視床下部，延髄や脊髄から，温・冷細胞の記録例が続く．ここでは，脳温の上昇か低下に応じてインパルスを出す細胞という意味で，温・冷細胞と呼ぶことにする．脳の温細胞，冷細胞は，皮膚の温・冷受容器に相当する細胞と思われる．

1980年ごろ，脳を薄切した標本を記録容器にいれ，その標本にあるニューロンの電気活動を記録することが可能になった．すると，体から切り離された切片でも温・冷細胞が記録された．私たちも，この方法で実験を行っている．この結果は，4章で述べる．

生体では，脳温の上昇で温細胞が活動し，放熱反応を引き起こすのだろう．また，脳温の低下で冷細胞が活動し，産熱反応を引き起こすのだろう．

しかし，発熱で脳の温度が40°C近くに上昇しても，脳が熱いとの感覚は生まれない．また，脳の温度が低下しても，脳が冷たいとは思わない．そこで，脳の温・冷細胞の出力線維は，温度感覚を誘発する場所（大脳皮質）にはつながらないと考えられる．

3章 温度感覚系の伝統的説明の問題点

3.1 温度受容器はセンサーではない

　序章で述べたように，温度（例えば20℃）は物理量だ。一方，温度が低下したときに皮膚が冷たいと感じることは，私たちの心に生まれる感覚である。温度と感覚は，まったく異なる世界のできごとだ。だから，温度の「情報」が脳にはいっても，皮膚が冷たいとの感覚に置き換わるはずがない。

　ところが，生理学では，体の外の物理量の「情報」が脳にはいったものが感覚だと説明してきた。この見方は，哲学の「経験論」に対応する[12]。

　生理学のこの見方は，エイドリアン（1928年）[11]に由来する。受容器は，体の外の物理量の情報をインパルス列という符号に変えるセンサーであり，そのインパルスを脳に送るとの説明だ（センサー説）。

　ここでは，冷受容器を対象として，「センサー説」の問題点を考察する（図3.1）。冷受容器に加える温度を一段下げ，低温を保つ（a）。すると，冷受容器の活動は，温度低下の直後に急激に上昇するが，その活動レベルは維持できず，徐々に低下する（b）。これは，受容器の順応（慣れ）として知られる現象だ。この受容器活動は，後になって細胞内電極で記録された受容器電位に相当する。受容器電位は局所的なもので，脳には伝わらない。

　受容器活動（b）は，神経線維上にインパルスを発生させる。インパルスの発火頻度にも順応がある。すなわち，インパルスから次のインパルスまでの時

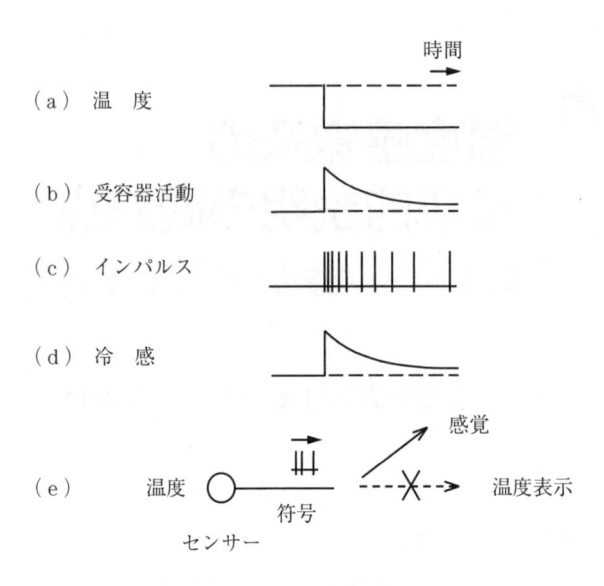

3章 温度感覚系の伝統的説明の問題点

```
(a) 温　度
(b) 受容器活動
(c) インパルス
(d) 冷　感
(e) 温度 ○—‖‖—⤴感覚
        センサー 符号    ---×--→ 温度表示
```

低温（a）で冷受容器が活動する（b）。その活動がインパルス頻度（c）に変わる。脳では，符号が解読され冷感（d）が生まれる。
（e）上の過程を図示する。脳では温度に戻るのでなく（×），冷感になる。

図3.1　センサー説

間間隔は，温度低下の直後が短く，その後，伸びる。そこで，受容器活動の振幅の大小が，インパルス活動の粗密という符号（c）に変換されると，エイドリアンは説明する。

そのインパルスが神経線維を通って脳に達すると，脳では符号が解読され，受容器活動の時間経過（b）に一致した感覚（d）が生まれるというのだ。

こうして，体の外にある温度の情報が，インパルス列の粗密という符号で脳に送られ，脳で符号が解読されると説く。ここで解読とは，温度の「符号」（インパルス列の粗密）が冷感に変わることだ。この説明は，「脳は符号を処理する機械だ」との見方をも生んでいる。いわば，冷感覚系は，温度計だとの見方だ。

しかし，「センサー説」には，符号化する受容器の側と，解読する脳の側の

両方で，致命的な欠陥がある。

受容器の側をまず考えよう。受容器がセンサーとして機能するには，満たすべき条件がある（1章）。センサーが発するインパルスの発火頻度は，温度に正確に追従すべきだ。

だが，温・冷受容器とも，温度変化に対するインパルス活動は，閾応答，過渡応答（順応），飽和応答などを示す（図2.2, 2.3, 3.1, 4.2〜4.6, 6.5〜6.9）。インパルス活動が，温度の変化に一対一の関係で追従しないのだ。だから，インパルス活動が温度の符号だとはいえない。

また，温・冷受容器は温度にだけ反応すべきだ。だが，6章に述べるように，温・冷受容器は，酸（pH），浸透圧，化学物質（メンソールやキャプサイシン）などに反応してインパルスを出す。温度以外の刺激に応じて受容器が出すインパルスは，温度の符号でないのは明らかだ。

そこで，温・冷受容器が温度のセンサーだとの見方は正しくない。

次に，「符号」を解読する側を考えよう。これには二通りの説明がある。工学に準じた説明（工学モデルと呼ぶ，1章）と，生理学の「センサー説」だ。符号が同じなら，解読結果は同じはずだ。だが，モデルが違うと，二通りの解読結果が出る。このこと自体，センサー説の矛盾を示す。

符号の解読にかけては，工学が本家である。受容器が出すインパルスが本当に符号なら，符号は脳で解読されて温度に戻り（例えば25℃），メーターに表示されるはずだ（図1.2）。脳の中の測定者が，その表示を見て，センサーの温度（25℃）を測ることになる。

しかし，脳には，温度を表示するメーターもないし，メーターを見る測定者もいない。だから皮膚温が下がっても，皮膚温が何度になったのか脳にはわからない。つまり，温度の感覚系は，温度計ではない。

皮膚温が下がったときに実際に生まれるのは，手足が冷たいとの感覚である。かくして，工学モデルでは，感覚を説明することは不可能である。

「センサー説」は，工学モデルと似ているが，実はまったく違う。エイドリ

アンは，インパルスが解読された結果，冷感になるという。一見，なるほどと思える。なぜなら，皮膚温が低下したとき，皮膚が冷たいと私たちは感じるからだ。

だが，この説明は，筋が通らない。温度（25℃）の「符号」（例えば水銀柱の高さ（図1.1））を「解読」すると，工学モデルのように，温度（25℃）に戻るはずだ。だが，符号を解読すると，温度に戻らず，冷感が生まれるというのだ。そんなばかな。これは，「木に竹を接ぐ」ような説明である。「受容器は物理量を符号に変換するが，脳は符号を解読しない」，というに等しい。

実際の神経系では，受容器から届くインパルスをどんなに処理しても，その過程に心がはいり込む余地はない。インパルスという電気現象が，手が冷たいとの心の動きに変わるわけがない。

エイドリアンは，その矛盾に気づいていた[11]。だが，体の外の物理量と感覚とを結びつけて説明するのが，生理学のつとめだ。そこで，「木に竹を接ぐ」ようなトリックを使わざるをえなかったのだと，私は思う。かくして，生理学モデルも，感覚を説明したことにはならない。

体の外にある物理量の符号が脳にはいるとの枠組みが，そもそも正しくない。だから，その枠組みを捨て去るべきである。神経線維を伝わるインパルス活動は，物理量の「情報」を伝える符号ではない。「脳は符号を処理する機械」だとの見方も捨てるべきだ。

3.2　脳に皮膚温の調節器はない

体温調節の分野では，皮膚の温・冷受容器は，温度をインパルスの符号に変えて脳に送る「センサー」であり，脳の視床下部には，皮膚温と設定温を符号で比べて駆動命令を作る「調節器」があると説明されてきた。

しかし，今も述べたように，温・冷受容器にセンサーの機能はない。また，受容器からインパルスが届いても，視床下部に皮膚温を測るしくみはない。皮

膚温がわからないのだから，皮膚温を脳が調節するのは不可能だ。すなわち，今までの説明とは異なり，脳（視床下部や延髄）や脊髄の中に，皮膚温の調節器はない。

ブライ[20]は，温・冷受容器を温度のセンサーとみなし，視床下部に比較器を想定した体温調節の回路を提案している（図3.2）。ここでは，伝統的な説明の一例として，この回路を分析しよう。

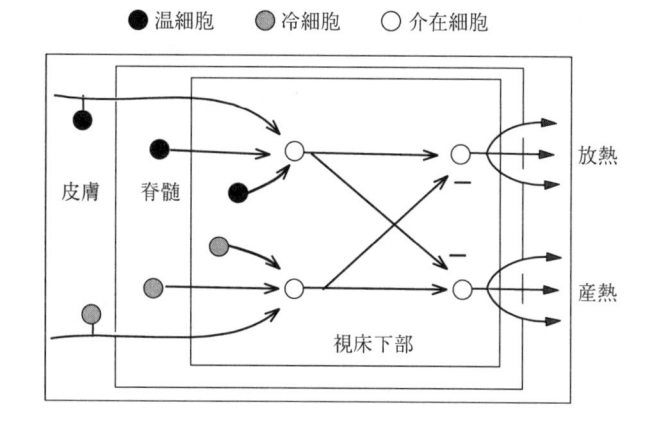

皮膚，脊髄，視床下部にある多数の温・冷細胞を温度の
センサーとした上で提案された温度調節のしくみ

図3.2 多数のセンサーと単一サーモスタットによる温度調節

ブライは，皮膚や脊髄，視床下部にあるすべての温受容器（温細胞）からの線維が，視床下部の一つの中継細胞に，シナプスを介してつながると仮定する（ニューロンとニューロンのつなぎ目をシナプスという）。そして，その中継細胞の出力は，すべてのクーラーにつながると仮定する。

一方，皮膚や脊髄，視床下部にあるすべての冷受容器（冷細胞）からの線維が，視床下部の別の中継細胞につながると考える。そして，その中継細胞からの出力はすべてのヒーターにつながるとする。

温度が高くて放熱反応が生じるとき，産熱反応が起きては困る。一方，温度

が低くて産熱反応が起きているとき，放熱反応が起きては困る。これらの制御を実現するため，相反抑制(そうはんよくせい)の回路（図中の－符号）が加えられている。

　すると，たくさんの温受容器から温度が上昇したとの符号が脳に届き，放熱反応が生まれることになる。また，多数の冷受容器から，温度が低下したとの符号が脳に届き，産熱反応が生まれることになる。こうして，体温が調節されるとブライは説明する。

　さて，この回路では，皮膚温が上昇しても，芯温が上昇しても，クーラーがつく。皮膚温が低下しても，芯温が低下しても，ヒーターがつく。そこで，この回路は皮膚温を調節するのか，芯温を調節するのかわからない。

　この回路は，皮膚や脳にある膨大な数の温・冷受容器（温・冷細胞）が集まって単一の温度調節器が作られている。だが，サチノフ[18]の批判のように，このモデルでは，多数の独立した調節器が視床下部，延髄，脊髄にあるという実験結果と矛盾する。

　この回路では，中継ニューロンが比較器であるかのように見える。だが，本当に比較器だろうか。

　多数の受容器からのインパルスがシナプスを介して届くので，どの皮膚の受容器からインパルスがきたのか，中継ニューロンにはわからない。しかも，温度を解読してメーターに表示するしくみはない。もちろん，メーターを見る測定者もいない。そこで，中継ニューロンには，手や足，胴，顔の皮膚温が何度になったのかまったくわからない。

　また，中継ニューロンには，皮膚温を調節する目標値がない。皮膚温を目標値と比べるしくみもない。だから，中継ニューロンは，皮膚温の比較器ではない。つまり，この回路には，手足や顔，胴の皮膚温を基準と比べ，駆動信号を出すような調節器はないのだ。調節器がなくて，温度が調節できるわけがない。

　ほかにも，皮膚温の「調節器」を脳に想定したモデルがいくつか提案されている。だが，温・冷受容器をセンサーととらえる限り，皮膚温の調節は説明不

能になる。

3.3 セットポイント説

視床下部には，温細胞と冷細胞がある。ミッチェルら[21]は，温細胞と冷細胞から成る芯温の調節器を提案している。これは「セットポイント説」として知られるもので，体温調節の研究分野ではこの説が広がっている[22]。

セットポイント説は，温細胞と冷細胞が，センサーか比較器かを区別しないで（同一視して）体温調節を説明しようとした典型例である。

温細胞の発火頻度を温度に対して描くと右上がりの多数の線になる。それらの平均をとると，1本の右上がりの温度応答直線ができる（図3.3）。一方，冷細胞の発火頻度を温度に対して描くと左上がりの多数の線ができる。それらの平均をとると1本の左上がりの温度応答直線ができる（図3.3）。両者の交点の温度が正常芯温だと仮定し，次のような説明がなされた。

脳温が交点の温度（セットポイント）より高くなると，放熱反応が生じ，脳温がセットポイントに向かって低下する。一方，脳温がセットポイントより低

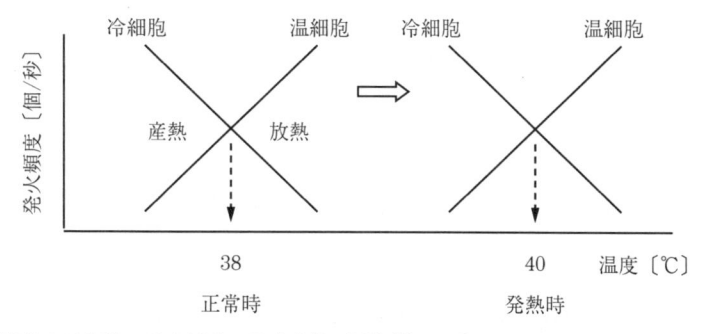

温細胞と冷細胞の発火活動の温度応答（平均値）が重ねてある。
正常時：交点の温度が正常温（38℃）である。
発熱時：病原体の感染で温細胞と冷細胞の応答が変化し，交点の温度が上昇する。

図3.3 セットポイント説

くなると，産熱反応が生じ，脳温がセットポイントに向かって上昇する。こうした調節で，芯温がセットポイントに維持されると説く。

風邪をひいたときの発熱も，この説で説明された。感染で産生された発熱物質が視床下部の温細胞の活動を抑制し，逆に冷細胞の活動を活性化し，交点の温度（つまりセットポイント）の上昇を引き起こす。その結果，新たなセットポイントに向かって体温が上昇する。

感染が終息に向かうと，細胞の温度応答と交点が元に戻る。その結果，体温が正常に復帰する。

ミッチェルら[21]は，次のように述べる。この説では，温細胞と冷細胞がセットポイント（調節の目標値）を決める。そこで，人工の比較器とは異なり，セットポイントを決める特別の細胞はいらない。つまり，生体の調節系は，人工のものより優れているのだと，主張する。

しかし，この説も矛盾を含む。芯温がセットポイントから離れると，放熱あるいは産熱反応が一斉に起きる。そこで，セットポイント説も，間脳に単一の温度調節器を想定している。サチノフ[18]が指摘するように，セットポイント説でも多数の温度調節器が脳にあるとの実験結果と矛盾する。

セットポイント説には，皮膚の温・冷受容器が考慮されていない。しかし皮膚温の変化を抑えるように働くのが，通常の体温調節活動だ。皮膚温を考慮しないセットポイント説は，哺乳類の芯温調節器のモデルとして妥当ではない。

セットポイント説では，温・冷細胞のインパルス活動の平均が，調節の目標値を決めるという。だが，温・冷細胞がセンサーなら，それらがどれだけ多く集まっても，調節器にはならない。温度のセンサーしかない回路が，脳の温度を調節するわけがない。

もし温・冷細胞が温度をインパルス活動に変えるセンサーなら，温度と符号の関係は固定しているはずだ。でないと，符号から温度を検出できない（1章）。ところが，発熱時にはその特性が変わるという。これは，温・冷細胞がセンサーではないということであり，自己矛盾だ。

セットポイント説では，温細胞のインパルス活動と冷細胞のインパルス活動が一致するときに芯温が保たれるという。だが，この説明は，物理法則に矛盾する。物理学に従えば，芯に流れ込む熱流（カロリー/秒）と芯から流れ出す熱流（カロリー/秒）が一致するときにだけ，芯温は一定に保たれる。エネルギー保存則を認めるならば，セットポイント説を棄却すべきだ。

また，セットポイント説では，温度調節器が何かを説明しない。温・冷受容器でない細胞（中継細胞）が温度の比較器として働くのかどうかもわからない。もちろん，脳の温度を測るしくみは脳にはないので，中継細胞に脳の温度はわからない。だから，中継細胞が脳の温度を比較することはできない。

このように，セットポイント説では，脳温の調節が説明できない。センサーと比較器を混同したことが，最も本質的な矛盾の原因だ。

4章 温・冷受容器の新しい見方
―比較器説

温・冷受容器が，温度を検出するセンサーだとの見方は疑わしい（3章）。そこで，センサー説に立って提案された調節器にも矛盾が多く，皮膚温や芯温の調節が説明できない。では，いったい，温・冷受容器の役割は何か。

ここでは，視床下部スライスにある温・冷細胞の記録から，温・冷細胞はセンサーでなく，比較器だとの見方を述べる[1), 2)]。

4.1 脳の温・冷細胞は脳温の比較器

1980年ごろから脳を薄切したスライス標本（厚さ約0.5 mm）から温・冷細胞が記録されるようになった。スライス標本をリンガー液（生理的塩類溶液）中に入れておくと，記録を取るに十分な長さ（1日程度），ニューロンは生存する。

スライス標本では，体のほかの場所からの神経性・体液性の影響を取り除くことができる。また，細胞に加える温度を正確に速やかに変化させることができる。そこで，細胞固有の性質が解析できる利点がある。

スライス標本を記録容器に入れて記録を取る（図4.1）。標本のまわりに流すリンガー液の温度を38℃（ネズミの正常芯温）を中心にして変化させ，液温をサーミスタ（温度センサー）で検出しニューロンの温度とする。

標本中にガラス電極を刺入し，ニューロンが出すインパルス（電気活動）を細胞外で記録する。その電位を増幅し，オシロスコープでモニターしながら，カウンター（計数器）で1秒ごとのインパルスの発生頻度（発火頻度）を計測

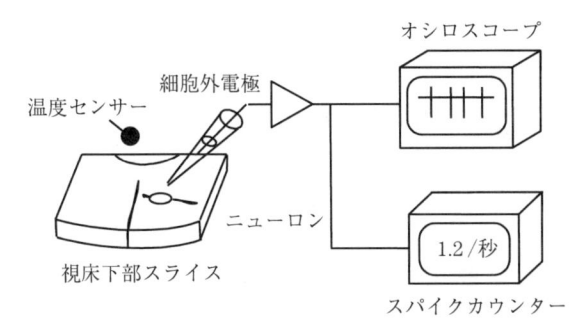

4.1 脳の温・冷細胞は脳温の比較器　　39

標本中にあるニューロンのインパルスを細胞外電極で検出し，オシロスコープに導く。インパルスの発火頻度をスパイクカウンターで計数する。

図 4.1　ラット視床下部スライス中の細胞の記録

する。温度と発火頻度の変化を同時に記録し，ニューロンの温度に対する応答を調べる。

4.1.1　温　細　胞

温細胞は，温度が閾から上昇するとインパルスを発生する細胞である。ここでは，温度を階段状に変えたときの温細胞の応答例を示す（**図 4.2**）。温度を 33 ℃ から 38 ℃ に一段引き上げるとき（a），温度が閾（37.2 ℃）を超すと（上向きの矢印），インパルスが発生し始めた。その発火頻度は上昇し，一定のレベルに達する。だが，38 ℃ から 42 ℃ に向かって温度をもう一段引き上げても，発火頻度はそれ以上増加しなかった（飽和）。

42 ℃ から 33 ℃ に向けて温度を一段下げるとき，温度が 36.3 ℃ から下がると発火頻度は低下し始め 35 ℃ の閾でインパルスが消失した（下向きの矢印）。

（b）には，発火頻度と温度との関係を表す。この細胞の発火活動には，閾応答が顕著である。温度が閾を超えて上昇するとき，発火頻度は上昇した後に飽和する（図 1.5）。

また，温度が上昇するときと下降するときで，閾温度が異なり，発火頻度は別の経路を通る。この現象は，履歴現象（あるいはヒステリシス）といわれる。

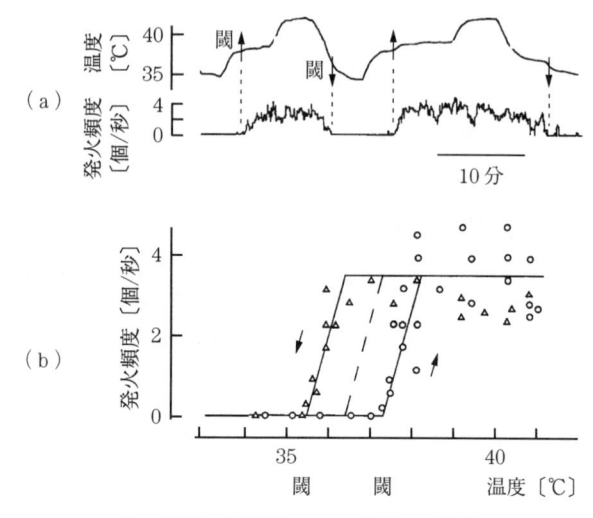

4章 温・冷受容器の新しい見方―比較器説

(a) 温度〔℃〕／発火頻度〔個/秒〕
10分

(b) 発火頻度〔個/秒〕／温度〔℃〕

○：温度の上昇相　△：温度の下降相

（a）　温度と発火頻度の時間経過
（b）　発火頻度と温度の関係

図4.2　温細胞の一例[1]

　このように狭い温度範囲（33〜42℃）ですら，発火頻度は温度に正確には追従しない（b）。発火頻度の変化（（a）下）を見ても，温度の変化（（a）上）を知ることは不可能だ。発火頻度は，温度の符号だとは思えない。それゆえ，温細胞を温度センサーととらえることは妥当でない。

　「センサー説」とは対照的に，温細胞は温度の「比較器」だと私は提唱する（図1.3）。すなわち，温細胞は温度と閾を比べ，閾より温度が高くなったときにだけインパルスを出す。温度が閾より下がると，インパルスはやむ。

　温細胞が比較器なら，閾応答，飽和応答，ヒステリシスは，いずれも説明がつく。閾応答は，比較器であることの有力な証拠だ。比較器なら，飽和応答もありうる（図1.3, 1.5）。

　閾の履歴現象は，出力の状態で比較の基準（閾）が切り替わることを意味する。静止状態では，活動が始まる閾が高い。だが，ひとたび活動が開始する

と，停止する閾が低いレベルに切り替わる．つまり，温度が十分に下がってはじめて，インパルスがやむ（図4.2（a））．

人工の比較器では，比較器への入力（ここでは温度）がこきざみに変動するときには，基準値の近くで比較が繰り返され，出力が不安定になる．それを避けるため，出力の有無で比較の基準を切り替える回路が追加されている[2]．そして，基準値の近くで，出力が不安定になるのを防ぐ．これは，温度の上昇時と下降時で閾が変化するヒステリシスにほかならない．

このように，インパルス活動に見られる履歴現象は，温細胞を比較器ととらえれば，説明できる．

別の温細胞を**図4.3**に示す．これは38℃では活動せず，39.5℃より高温でのみ活動する．

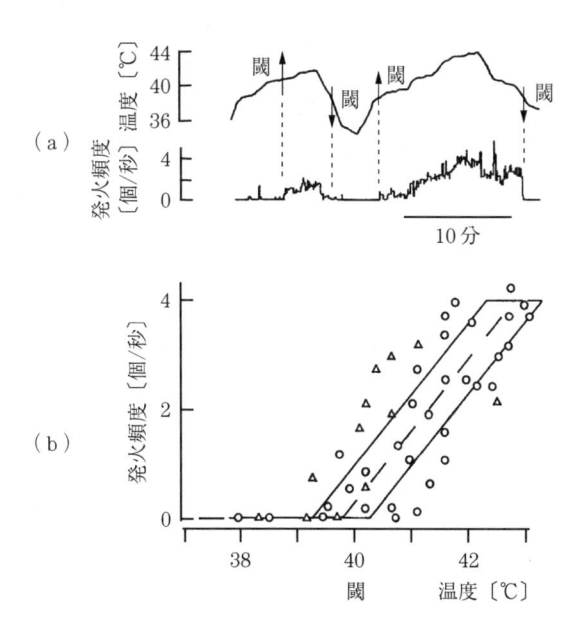

(a) 温度変化に対する発火頻度の時間経過
(b) 発火頻度と温度の関係

図4.3 閾温度が高い温細胞[1]

この温細胞でも，閾をはさんで温度が連続的に変化するとき，インパルス活動はオン・オフ的に変化する。つまり，インパルス活動が温度変化に正確に追従しないので，この細胞は温度センサーとして機能していない。この温細胞も，閾と温度を比べ，閾からの温度上昇に応じた頻度でインパルスを出す比較器として機能している。

図4.4は，24個の温ニューロンの温度応答曲線である。いずれも，閾からの温度上昇に依存した頻度でインパルスを出す比較器とみなせる。閾の違いで，3グループに分かれた。

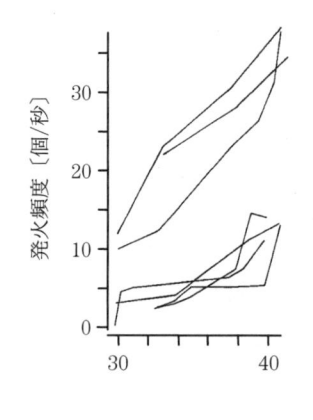

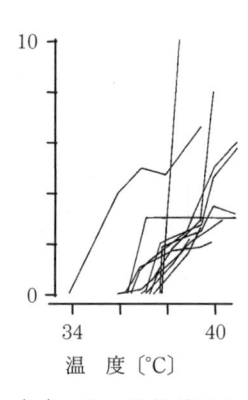

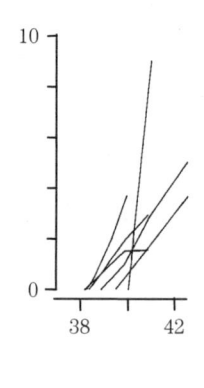

(a) 生理的な温度範囲（32〜42℃）で連続的にインパルスを出す細胞

(b) 32〜38℃までの間に閾がある細胞

(c) 38℃以上に閾がある細胞

図4.4 閾による温細胞の分類[1]

第1グループ（a）の7個のニューロンは生理的な体温範囲内（32〜42℃）で常に活動している。

類似のニューロンは，視床下部の生体内記録[19),23)]，試験管内記録[24),25)]で，また，延髄のスライス中でも記録されている[26)]。これらは，32℃より低い閾を持つ比較器と考えられる。

第2グループ（b）の11個のニューロンは，38℃で活動するが，32〜38℃

の範囲で閾がある。同様の温細胞は視床下部のスライス中にもある[24),25)]。これらは，32～38℃に閾を持つ比較器と考えられる。

第3グループ（c）の6個のニューロンは，38℃以上の閾を持つ比較器と考えられる。これらは，38℃以上の高い温度域で感受性が高いニューロン[24),25)]と似ている。

こうして，閾からの温度上昇に反応する温ニューロンは，閾のちがいでいくつかのグループに分類される。閾にばらつきがあることは，温細胞を温度のセンサーととらえると説明が難しい。温細胞を比較器ととらえるならば，比較の基準が異なる比較器の分類として説明できる。

4.1.2 冷　　細　　胞

冷細胞は，温度が閾から下がるとインパルスを発生する細胞である（図4.5）。1回目に，温度を38℃から32℃までに下げたとき（a），32.6℃でインパルスが発生した。その発火頻度は5～6回/秒へと急増した。約32℃を10分間維持すると，4～6回/秒の発火頻度が持続した。

温度を32℃から38℃に上昇させたとき，発火頻度は1分間の潜時の後，2分間の一過性の逆向きオーバーシュート（RO-1）を示した。その後，発火頻度は減少し，36.3℃で発火が消失した。

2回目の温度変化を加えたときも，この細胞は同様の応答を示した。

逆向きオーバーシュートとは，最終的な反応とは逆の方向に向かうオーバーシュートを指す。逆向きオーバーシュートは，温度上昇が急なとき（RO-2）の方が，ゆっくりしたとき（RO-1）よりも大きい。

発火頻度と温度の関係を（b）に示す。温度の下降相に過渡応答はないので，下降相の回帰直線（実線）を定常状態の温度応答とみなす。

このように，温度が閾より低いときにだけ，冷細胞は活動する。閾を境に温度が連続的に変化するとき，インパルスの発火頻度はオン・オフ的に動作し，温度変化に正確には追従しない。だから，インパルス活動は温度の符号とはいえない。それゆえ，冷細胞を温度のセンサーととらえることは正しくない。

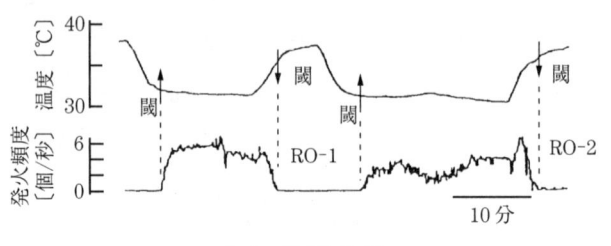

(a) 時間記録

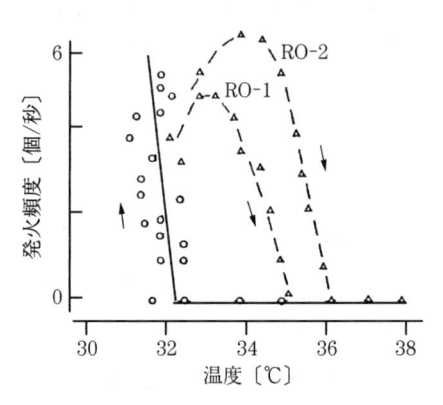

(b) 発火頻度と温度の関係

図 4.5 冷 細 胞[1]

　その閾応答から，この冷細胞は，温度と閾を比べ，温度が閾から低下したときにだけインパルスを出す比較器だ，と私はとらえる。この細胞の閾温度は，38℃より6℃も低い。そこで，この細胞は，脳温が大幅に低下したときに活動する比較器といえる。

　図 4.6 は，16個の冷ニューロンの温度応答を示す。いずれも閾からの温度低下に応じてインパルスを出す比較器とみなせる。閾温度の違いで二つに分かれる。

　グループ（a）の5個のニューロンは38℃で活動する細胞である。これらは，正常より芯温がわずかに上昇すると活動を停止する狭帯域制御の温度調節器と考えられる。

4.1 脳の温・冷細胞は脳温の比較器　　45

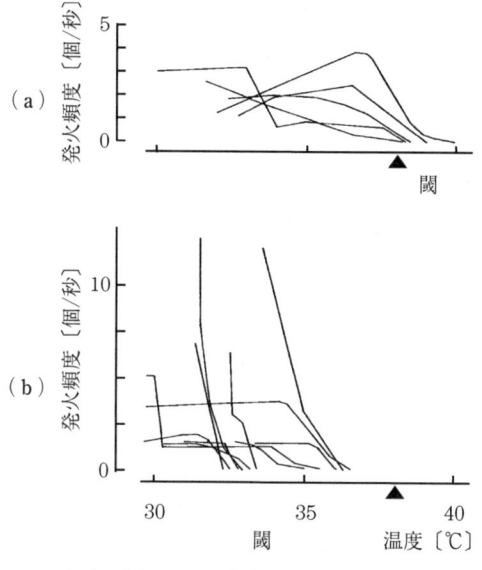

(a) 閾が 38 ℃（▲）より高い冷細胞
(b) 閾が 38 ℃ より低い冷細胞

図 4.6　閾による冷細胞の分類[1]

　グループ（b）の 11 個のニューロンは 38 ℃ より低い閾温度以下でのみ活動する。広帯域制御の比較器だ。

　視床下部の細胞を一つずつに分離した標本でも，閾が 30 ℃ 付近に分布する冷細胞は存在する[27]。

　では，恒温動物の芯温（脳温）が正常温（36～37 ℃）から大きく低下することがあるのだろうか。

　食事量を制限してネズミを育てると，トーパーと呼ばれる低体温を日ごとに繰り返す。睡眠中には芯温が室温（約 25 ℃）にまで下がる。そのとき，ふるえなど，芯温低下を防ぐ体温調節反応は起きない。つまり，ネズミは変温動物になっている。睡眠から覚めるときには，ふるえが起きて芯温が上昇し正常芯温に戻る。

そこで，閾温度の低い冷細胞は，睡眠から覚めるときに働く細胞かもしれない。トーパーが起きるネズミは，芯温が室温にまで下がっても死ぬことはない。心臓が低温に耐えられるようになったのだ。それどころか，低カロリーで育てたネズミやサルは長命だ。このように，芯温が大きく下がることは，哺乳類でもある。

かくして，冷細胞も，比較の基準（閾）が異なるいくつかのグループに分類される。

4.2　脳の温・冷細胞が芯温を調節する

視床下部の温細胞は温度の比較器だと述べた。生体内では，これらの温細胞からの神経路が汗腺などのクーラーにつながるならば，温細胞それ自身が脳温が閾より高くなるのを防ぐ調節器として働く（図1.3）。

脳温が閾より高いとき，このニューロンは閾からの脳温上昇に依存した頻度でインパルスを出す。このインパルスが末梢に伝わってクーラーを駆動すると，皮膚温が下がる。そのとき，心臓に戻る血液が冷やされ，脳温の上昇が防がれる。

この調節活動は，温細胞の閾より脳温が高い限り続く。閾より脳温が低下すると，活動は停止する。そこで，温細胞の閾は，脳温をそこに向かって下げる目標値といえる。

温細胞の出すインパルスは，温度の符号ではない。それゆえ，温細胞とクーラーの間に中継する細胞があったとしても，それらの中継細胞に脳の温度はわからない。中継細胞に脳温の比較器としての機能はない。中継細胞は，温細胞からクーラーに向かうインパルスをリレーするだけだ。

一方，視床下部の冷細胞は，温度を閾と比べ，閾より温度が低いときにインパルスを出す比較器だ。もし冷細胞から出る線維がヒーターにまで達するならば，冷細胞それ自身が，脳温の低下を防ぐ調節器として働く（図1.4）。

脳温が閾より低いと、このニューロンはインパルスを出す。このインパルスが神経線維を伝わって筋肉のふるえを起こすと、熱が生まれる。すると心臓に戻る血液の温度が下がらず、芯温の低下が防がれる。この調節活動は、脳温が冷細胞の閾より低い限り続く。脳温が閾より高いとき、インパルスは停止しふるえがとまる。

このときも、冷細胞とヒーターの間を中継するニューロンは、温度の比較器ではない。中継細胞は、インパルスをリレーするだけだ。

以上のことから、視床下部に多数あると想定された温度調節器[18]の実体は、そこにある温・冷細胞だといえる（図2.4）。延髄や脊髄にも、温度変化に応じて体温調節反応を引き起こす調節器がある。そこにも温・冷細胞が見つかっている。だから、温度調節器の実体は、それぞれの脳部位にある温・冷細胞といえよう。

もちろん、温・冷細胞が温度の比較器だとしても、細胞の出力線維がヒーターやクーラーにつながっていなければ、温・冷細胞は温度の調節器としては働かない。閾からの温度上昇で温細胞がインパルスを出しても、クーラーがつかないので、温度が下がらない。また、閾からの温度低下で冷細胞がインパルスを出しても、ヒーターがつかないので、温度が上がらない。

ネコの大脳皮質の感覚運動野には、温・冷細胞が記録されている[28]。だが、皮質の温度を変えても体温調節反応は起きないので、温・冷細胞の出力線維はクーラーやヒーターにつながっていない。それゆえ、大脳皮質の温・冷細胞は、温度の比較器ではあっても、温度の調節器ではない。

トカゲやサカナなどの変温動物では、環境温が変化すると芯温が変化する。一方、トカゲやサカナの視床下部にも、温・冷細胞がある。しかし、芯温が低下してもふるえが起きない。そこで、視床下部の冷細胞であっても。その出力線維がヒーターにつながっていないのだろう。

温・冷細胞と効果器との間に結線があるか否かが、恒温動物と変温動物の違いと思える。

4.3　皮膚の温・冷受容器は皮膚温の比較器

　上の実験結果が示すように，脳の温・冷細胞は，脳温の比較器として機能する。同様にして，皮膚の温・冷受容器（図2.3，6.11）は，皮膚温を自らの閾と比べる比較器だと，私は唱える。

　温受容器は，皮膚温を閾と比べ，温度が閾より高いときにだけインパルスを出す比較器だ（図1.3）。一方，冷受容器は，皮膚温と閾を比べ，温度が閾より低いときにだけインパルスを出す比較器だ（図1.4）。

　受容器を比較器ととらえると，皮膚温の調節（5章）や感覚（8〜9章）が説明可能になる。具体的な説明は後の章に譲るとして，「センサー説」では説明できなかった問題点（3.1節）が，「比較器説」では解消することを述べる。

　「センサー説」では，受容器の側にも，脳の側にも説明困難な問題点があった。まず，温・冷受容器の側を考察する。

　温度の階段状の変化に対し，温・冷受容器のインパルス活動は，閾応答，ヒステリシス，一過性応答（順応），飽和応答を示す。温・冷受容器をセンサーだと仮定すると，このような非線形応答は説明できなかった。

　だが，受容器を比較器とすれば，閾応答はもちろんのこと，一過性応答（順応）や飽和応答も説明できる（図1.5）。

　また，温・冷受容器は，温度だけでなく，酸（pH），浸透圧，メンソールやキャプサイシンなどに応答する（6.5節）。受容器を温度のセンサーだとすると，これらの反応は説明できない。温度以外の刺激でインパルスが生じては，温度の符号として使えないからだ。

　だが，受容器を比較器とすると，温度以外の刺激に反応してもかまわない。受容器が出すインパルスは，温度を測るための符号ではないからだ。

　温度以外の刺激が加わるとき，受容器は刺激と閾を比べ，刺激が閾を超えたときにインパルスを出す比較器として働く。つまり，受容器は，温度に限ら

4.3 皮膚の温・冷受容器は皮膚温の比較器

ず，温度以外の刺激の比較器としても働く。

温度受容器には，温受容器と冷受容器の2種がある。受容器が温度のセンサーなら，センサーが2種もある必要はない。一つあれば温度の上下が測れるからだ。一方，受容器が比較器なら，温度が閾より高いときに働く温受容器と，低いときに働く冷受容器の2種が必要だ（図1.3, 1.4, 6.11）。つまり，温・冷受容器が比較器なら，温受容器と冷受容器の2種あることが説明できる。

このように，受容器をセンサーと仮定したときの矛盾は，受容器を比較器と仮定すると解消する。

次に，脳での符号解読を考える。温・冷受容器が温度を符号に変える「センサー」なら，脳は「符号」を「解読」して皮膚温を測るはずだ。だが，温度を測るしくみがないので，脳には皮膚温がわからない。そこで，皮膚温調節の説明も不能に陥っていた。

これに対し，温・冷受容器が比較器なら，それが出すインパルスは駆動信号だ。インパルスは神経線維を伝わり，標的の細胞を駆動する。インパルスは符号ではないので，インパルスを受ける細胞は，もはや，符号を解読する必要がない。また，温度を表示するメーターも，それを見る測定者も不要だ。「センサー」や「符号」，「解読」は，はじめから存在しないのだ。

比較器の出すインパルスが，間脳を経てヒーターやクーラーの細胞（筋肉や汗腺）を駆動するとき，受容器による皮膚温調節がただちに説明可能になる（5章）。そのとき，間脳の中継ニューロンは，温度を測る必要がない。温度を比べる必要もない。間脳のニューロンは，受容器からヒーター（またはクーラー）へのインパルス（駆動信号）を，中継するだけだ。

温・冷受容器が出すインパルスが，大脳皮質に達し標的のニューロンを駆動するときには，標的のニューロンに固有のしくみがあらわになる。その固有のしくみが，感覚を生む「情報」なら，感覚が生まれることになる（8～14章）。

このように，受容器を比較器だと仮定すると，センサー説の矛盾が解消し，体温調節や感覚が説明可能になる。

5章 比較器が体温を調節する
―モデル研究

　このように，哺乳類の温度調節器の実体がわかってきた。

　視床下部，延髄，脊髄に数多くある温・冷細胞は，芯温の比較器だ。比較器の標的がヒーターやクーラーのとき，これらの細胞は芯温の上昇と低下を防ぐ調節器として働く。

　また，皮膚の温・冷受容器は，皮膚温の比較器だ。比較器の標的がヒーターやクーラーのとき，これらの受容器は皮膚温の上昇や低下を防ぐ調節器として働く。

　つまり，温度の比較器は，それが置かれた点の温度を制御する調節器といえる。

　だが，視床下部の温・冷細胞の閾は，細胞ごとに異なる（図4.4，4.6）。閾のばらつきは，皮膚の受容器にも見られる（図6.7）[3]。脳にある多数の温・冷細胞と皮膚にある多数の温・冷受容器は，芯温，皮膚温をどのように調節し安定化するのだろうか。

　ここでは，温・冷細胞，温・冷受容器を比較器ととらえ，それらがヒーターやクーラーを使って芯温，皮膚温を調節する過程をモデルで解析する。

　体温調節のモデルが妥当かどうかを判断するのは簡単だ。体温の調節が定量的に説明できればよい。もし，適切でなければ，温度は予想した点にとどまれず，暴走も起きる。

　生体にはさまざまな制御系がある。その中でも体温調節系は，モデルの妥当性を容易に調べることができる例と思える。これは，体温調節を研究する利点といえる。

5.1 温・冷細胞のシンボル

脳の温・冷細胞は比較器として働く。それをシンボルで表現する（図5.1，5.2）。脳の温・冷細胞と皮膚にある温・冷受容器では，温度に対する応答は同じだ。そこで，温・冷受容器も同じシンボルを用いることにする。

5.1.1 温細胞

温細胞の発火頻度は，温度変化に対し閾応答，飽和応答を示す（図4.2）。そこで，温細胞の応答として，**図5.1（a）**に示す温度応答をここでの応答とする。温度が閾より上昇すると，温細胞は神経線維上にインパルスを発射する。その発火頻度は，温度に伴って上昇し，後に飽和する。

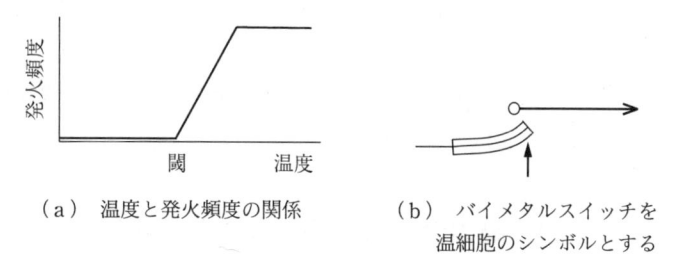

（a）温度と発火頻度の関係　　（b）バイメタルスイッチを温細胞のシンボルとする

図5.1　温細胞のシンボル

これは，人工の温度比較器（1章）と類似した反応である。そこで，閾より高い温度でスイッチがはいるバイメタルを，温細胞（a）のシンボルとする（b）。

発火頻度が山型の応答を示す細胞の例は，後で考察する（図5.7）。

温・冷受容器は，過渡応答（図2.2）や履歴現象（図4.2）も示す。これらの応答も比較器ととらえれば説明できる。総説では，等価回路で説明しているので，参照されたい[2]。

5.1.2 冷　細　胞

ここで用いる冷細胞の反応を図5.2（a）に示す。温度が閾より下がると，この細胞はインパルスを発射する。その発火頻度は，温度の低下に伴って上昇し，後に飽和する。

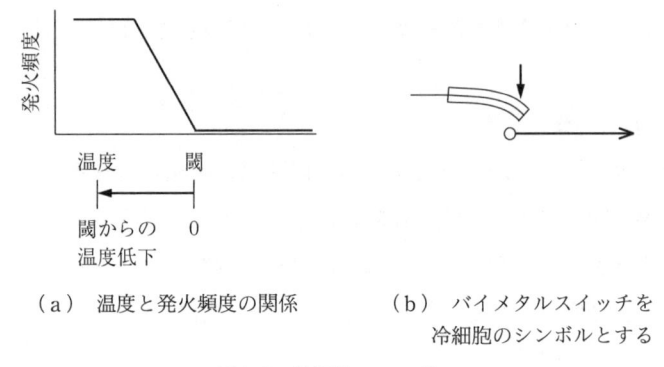

（a）　温度と発火頻度の関係　　（b）　バイメタルスイッチを冷細胞のシンボルとする

図5.2　冷細胞のシンボル

閾より低い温度でスイッチがつくバイメタル（b）を，温度が閾より低いときに活動する冷細胞（a）のシンボルとする。

5.2　脳の温・冷細胞による芯温調節

脳の温・冷細胞が行う芯温調節をモデルで解析する。熱の出入りに伴う芯温の変化は，通常，微分方程式の解として得られる。本書では数式を用いずに説明する。工学では，増幅器（例えばトランジスタ）の入力と出力の関係を図で解析する方法が用いられている。ここでは，この手法を借りて，温度調節を解析しよう。

5.2.1　芯の単一容器モデル

液で満ちた容器（図5.3（a））を体とする。容器内を芯，壁を皮膚とみなす。芯には，暑熱，寒冷が加わる。基礎代謝，太陽熱，環境温の上昇などが，温

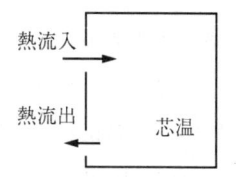

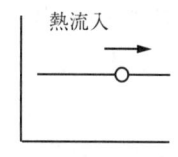

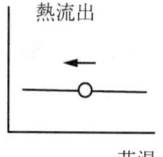

5.2 脳の温・冷細胞による芯温調節

(a) 液で満ちた容器で体を表す。芯に熱流入と熱流出が加わる。

(b) 一定の熱流入があるときの温度変化

(c) 一定の熱流出があるときの温度変化

図 5.3 体の単一容器モデル

度の上昇を引き起こす暑熱負荷だ。これらは，熱の流入と，熱の産生である。ここではどちらも外から芯への熱の流入（カロリー/秒）として表現する。

一方，環境温の低下，水の蒸発による皮膚からの放熱などが，芯温を下げる寒冷負荷である。それらを熱流出で示す。

ここでは，熱流入や熱流出は，芯温が変化しても一定の大きさとする。熱の流入（b），流出（c）を芯温に対して描くと，どちらも芯温の軸に平行な線となる。これを静特性と呼ぶ。

ある時刻において，芯温と熱流入で決まる点（○）は，熱の流入線の上にあり（b），その線上を動く。これを動特性と呼ぶ。一定の熱流入があるので，○は等速で右に動く（温度上昇）。速度は，熱流入に比例する。

一方，芯温と熱流出で決まる点（○）は，熱の流出線の上を動く（c）。一

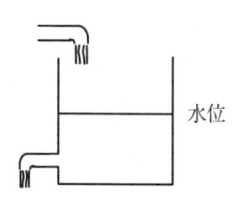

(a) 容器に水が流入し，水が流出する（水位が芯温に相当）

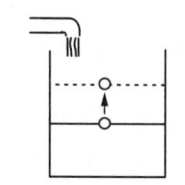

(b) 一定速度の水の流入があるとき水位は等速度で上昇

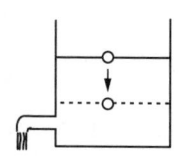

(c) 一定速度の水の流出があるとき水位は等速度で低下

図 5.4 水が出入りする容器（図 5.3 を理解するための補助図）

定の熱流出があるので，○は等速で左に動く（温度低下）。

つまり，熱の出入りの静特性が与えられれば，芯温の動きがわかる。

熱の流入と流出を同じグラフに重ねるとき，縦軸は両方を表す。

図5.3の理解を助けるため，水が出入りする容器を描いた（図5.4）。容器に水が流入し，容器から水が流出する。容器の水位が，温度に相当する。流入速度が一定のとき（b），水位は等速度で上昇する。流出速度が一定のとき，水位は等速度で低下する（c）。

5.2.2 温細胞がクーラーを用いて行う温度調節（無負荷時）

芯にある温細胞が，クーラー（例えば汗腺）を用いて芯温を調節するモデルを考える（図5.5（a））。

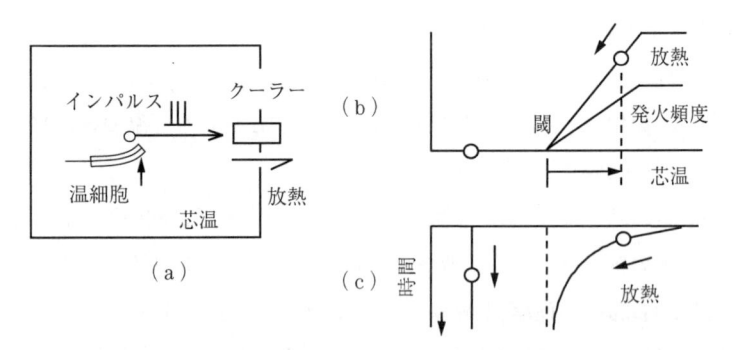

(a) 温細胞の出力がクーラーにつながるとき，温度調節系が生まれる。温度が閾から上がると温細胞が活動してインパルスを出す。そのインパルスがクーラーを駆動するので，芯温の上昇が抑えられる。
(b) 温度の調節過程。静特性：温度と放熱の関係，動特性：放熱線上の点（○）は閾に向かって動く。
(c) 温度調節の時間経過。温度は閾に向かって指数関係的に低下する。

図5.5 脳の温細胞がクーラーを使って行う芯温調節（無負荷時）[2]

動物が生きている限り，熱負荷のないときはない。しかし，まず，負荷がないときの調節を考える。これは，調節器の働きを説明する基本になる。

芯温が閾より低いとき，温細胞は活動せずクーラーも働かない。芯温が閾よ

り高くなると，温細胞はインパルスを発射する。そのインパルスが神経線維を走ってクーラーを駆動するので，放熱が起こる。ここでは，クーラーの放熱は，インパルスの発火頻度に比例すると仮定する。

発火頻度とクーラーの放熱を芯温に対して描く（b）。芯温と放熱の関係を示す線が静特性である。ここでも，芯温と放熱で決まる点（○）は放熱線の上にあり，その線上だけを動く（動特性）。

芯温が閾より高いとき，温細胞の活動でクーラーが働き芯温が下がる。その過程は，○が放熱線上を左下に動くことで表現できる。

芯温の低下速度は，放熱の大きさに比例する。芯温が閾に近づくと，発火頻度が低下する。そのときクーラーの活動も低下するので，低下速度も遅くなる。そこで，芯温は，閾に向かって指数関数的に低下する（c）。

一方，芯温の初期値が閾より低いとき，温細胞はインパルスを発射しないので，クーラーが働かず，温度は変化しない（c）。

熱負荷がない条件では，このように，たった一つの温細胞がクーラーを使って，閾より高い芯温を閾にまで下げる。つまり，温細胞の閾が制御の目標値として機能している。ここでも，静特性がわかれば，芯温の動きが予想できる。

5.2.3 温細胞がクーラーを用いて行う温度調節（熱負荷時）

熱流入が芯に加わるときの芯温調節を説明する（図5.6（a））。

一定の熱流入とクーラーによる放熱の静特性を，温度に対して描く（b）。縦軸は，熱の出入りの両方を示す。

芯温が閾より低いときには熱流入だけがあり，熱流入線上の○は右（温度上昇）に動く。芯温が閾を超すと，温細胞の出すインパルスでクーラーが働き，○の上昇速度が鈍る。最終的には，熱の流入線とクーラーの放熱線の交点（●）に達する。ここは，クーラーの放熱が熱の流入とつりあう点である。

○が交点に動く時間経過は，指数関数となる（c）。

芯温が交点より高いときには，クーラーの放熱が熱流入を上回る。そこで，正味の熱流は流出となり，放熱線上の○は左に動き，最終的には交点に達す

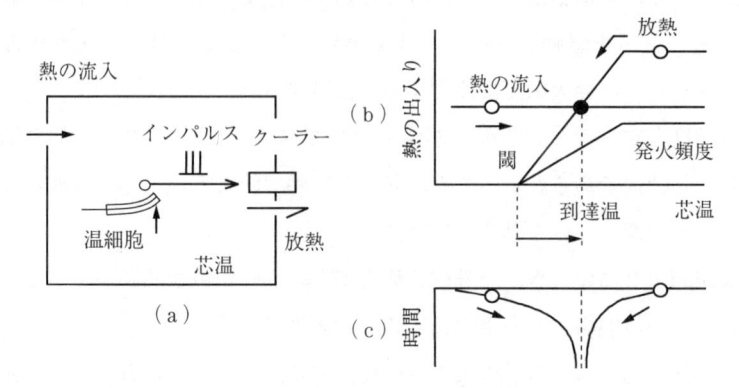

(a) 一定の熱が流入するとき芯温が上昇する。温度が閾より上昇すると，温細胞がインパルスを出してクーラーをつけ，温度の上昇を防ぐ。
(b) 温度調節過程。温度は，流入線と放熱線の交点（●）に達する。熱負荷があるときには芯温の到達温は閾より高い。つまり，温度差が制御誤差として残る。芯温が安定しても温細胞とクーラーは動き続ける。
(c) 温度調節の時間経過

図 5.6 温細胞が行う温度調節（熱負荷時）[2]

る。この時間経過も指数関数になる（c）。

この制御系では，芯温が交点より低くても高くても，芯温は交点に向かう(c)。つまり，交点は制御の安定点といえる。

重要なことは，熱流入の負荷があるときには，閾が調節の目標温であっても，到達温は閾と一致しないことだ。これは，閾からの温度上昇に伴って比較器（温細胞）の出力が増加するシステム（図1.5（b），（c））の特徴だ。

交点では，閾より芯温が高いので，温細胞はインパルスを発射し続けクーラーも働いている。熱流入が継続して加わっているのだから，クーラーによる放熱がないと芯温の上昇が抑えられないのだ。

このように熱の出入りの静特性を同じ平面に重ねて書くと，芯温は交点で安定化することがわかる。

熱流入線のレベルが低下すれば交点の温度は左に動く。熱流入のレベルが低下して無負荷（図5.5）に近づけば，交点の温度は閾に近づく。

5.2 脳の温・冷細胞による芯温調節　　57

　一方，熱流入線のレベルが上昇すれば，交点の温度は右に動く。もしそのレベルが，クーラーが起こす放熱の最高値を超すと，交点がなくなり，芯温は調節されずに上昇を続ける。

　こうして，調節可能なレベルの熱流入が芯に加わるときには，たった一つの温細胞がクーラーを使うことで芯温を維持することができる。

　温細胞が出すインパルスの発火頻度は，クーラーの駆動命令である。だが，発火頻度それ自体は，芯温を決めることに直接関与しない。そこで，複雑になるのを避けるため，以後の図では断らない限り，グラフから発火頻度を取り除く。

　セットポイント説（図3.3）では，温細胞と冷細胞の発火頻度の交点がセットポイント（正常芯温）で，そこに芯温が安定化すると説く。熱の流入か流出が負荷として継続的に加わっても，芯温の到達温はセットポイントから動くことはない。

　つまり，制御の目標温と，制御結果の到達温が，概念的に分離されていない。セットポイント説は，エネルギー保存則に従わない説明といえる。

5.2.4　山型の発火頻度を示す温細胞による温度調節

　皮膚の温受容器の発火頻度は山型を示す（図2.3）。人工のシステムでは，山型を示す比較器はない。この系では，どのような制御が行われるか。ここでは，芯の温細胞の発火頻度も山型を示すとして，芯温調節を考える（**図5.7**）。制御系の要素（a）は，図5.6と同じだ。

（a）　図5.6と同じ調節系　　　　　（b）　温度調節過程

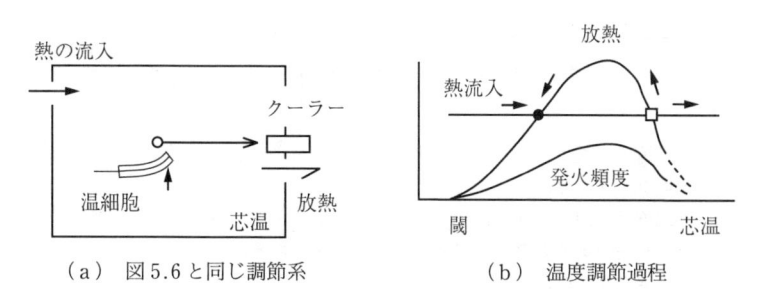

図5.7　活動が山型を示す温細胞による温度調節

熱流入，および，発火頻度とクーラーの放熱の静特性を温度に対して描く（b）．放熱が山型なので，熱流入との交点が二つ（●，□）できる．

図5.6に述べたように，●では温度は安定する．□ではどうか．

芯温が□より低くなると，放熱が熱流入を上回るので芯温は下がる．一方，芯温が□より高温では，熱流入が放熱を上回り芯温が上がる．つまり，芯温が□より高くても低くても，芯温は□から遠ざかる．それゆえ□は不安定点だ．

つまり，調節可能な温度範囲は，山のピークより低温側である．そこで，以後，山のピークより高温側の反応については考慮しない．

5.2.5 冷細胞がヒーターを用いて行う芯温調節

一定の熱流出があるとき，冷細胞はヒーターを使って温度の低下を防ぐ（**図5.8（a）**）．芯温が閾より低下すると，冷細胞はインパルスを発射する．それが神経線維を伝わってヒーターを駆動するとき，温度の低下が防がれる．

熱流出とヒーターによる産熱の静特性を芯温に対して描く（b）．熱流出は一定ゆえ温度に平行な線になる．流出線上の○は，その線上を左に動く．

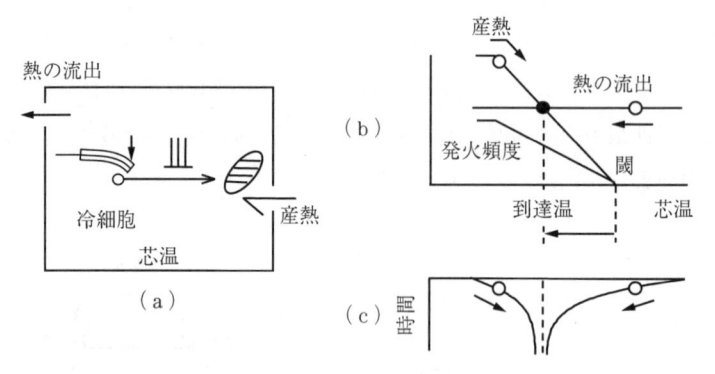

（a） 熱流出で温度が下がるとき冷細胞はインパルスを発してヒーターをつけ，温度低下を防ぐ．
（b） 温度調節過程．熱の流出と産熱がつりあう温度（●）に温度は到達する．寒冷負荷があるときには制御誤差が最後まで残る．
（c） 温度変化の時間経過

図5.8 冷細胞が行う温度調節（寒冷負荷時）[2]

閾より芯温が下がると，冷細胞はインパルスを出してヒーターを駆動するので，温度の低下速度は鈍る。最終的には，熱流出と産熱の静特性の交点に芯温は達する。

芯温が交点より低いときには産熱が熱流出を上回るので，産熱線上の○は右に動き交点に達する。交点の温度は閾より低い。

このように，熱流出の負荷があるときも，たった一つの冷細胞がヒーターを使って芯温を維持することができる。

5.2.6 温細胞と冷細胞が行う芯温調節

芯に，温細胞と冷細胞が一つずつあり，両者が暑熱（熱流入）と寒冷（熱流出）に対して芯温を調節するモデルを考える（図5.9）。

閾より芯温が高くなると温細胞はインパルスを出してクーラーを駆動し，芯温の上昇を防ぐ。閾より芯温が低下すると冷細胞はインパルスを出してヒーターをつけ，芯温の低下を防ぐ。

温細胞による放熱と冷細胞による産熱の静特性を芯温に対して描く（b, e）。温細胞と冷細胞の閾の違いで，芯温調節は二つに分かれる。温・冷細胞の活動域が離れている場合（b）と，重なる場合（e）である。

活動域が離れているとき（b）には，二つの調節器が同時に働くことはない。一方，活動域が重なるとき（e）には，二つが同時に働く場合がある。これらは，それぞれ広域制御と狭域制御[18]に対応すると思える（図4.4, 4.6）。

活動域が離れているときの芯温調節は，熱負荷の有無で三つに分かれる（b～d）。無負荷のとき（b），温・冷細胞の調節作用で，芯温は温細胞の閾と冷細胞の閾の間に保たれる。この範囲内ではどちらの調節器も働かない。いわば，不感帯である。

熱流入が加わるとき（c）には，温細胞が活動し芯温が閾より高くなるのを防ぐ（図5.6）。熱流出が加わるとき（d），冷細胞が活動し芯温が閾より下がるのを防ぐ（図5.8）。

このように，二つの調節器の活動域が離れているとき，負荷の変動で，芯温

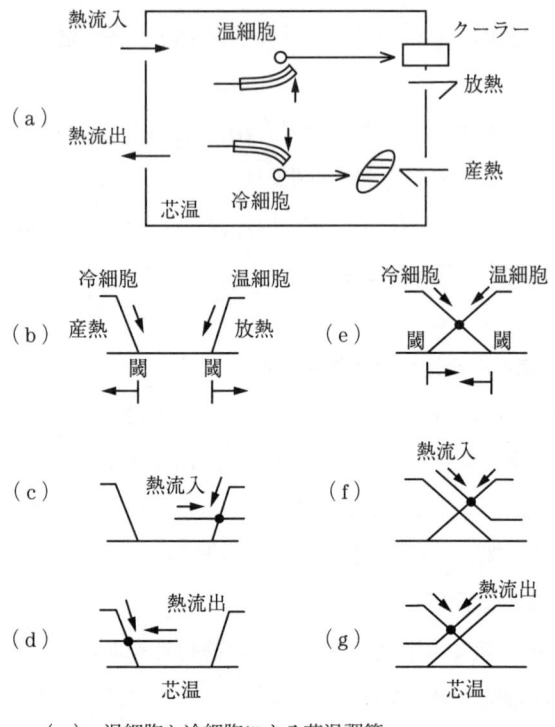

(a) 温細胞と冷細胞による芯温調節
(b)〜(d) 温細胞と冷細胞の活動域が離れている。
(e)〜(g) 温細胞と冷細胞の活動域が重なる。

図 5.9 温細胞と冷細胞による芯温調節[2)]

は大きく変化する。

　活動域が重なるときの芯温調節も，熱負荷の有無で三つに分かれる（e〜g）。無負荷のとき，芯温は両者の静特性の交点で安定化する。交点の芯温は，どちらの閾とも異なる。それゆえ，交点においては，二つの調節器とも活動をやめず，クーラーとヒーターが同時に働く。

　冷細胞が起こす産熱は，温細胞に対する暑熱負荷になっている。一方，温細胞の起こす放熱は，冷細胞にとって寒冷負荷になっている。

　一定の熱流入（f）が芯に加わるときには，その熱流入と冷細胞が起こす産

熱との合計が熱流入の静特性となる．その熱流入線と温細胞が生む放熱線との交点で，芯温は安定化する．

一方，一定の熱流出（g）が芯に加わるときには，その熱流出と温細胞が起こす放熱の合計が熱流出の静特性となる．その熱流出線と冷細胞が生む産熱線との交点で，芯温は安定化する．

温細胞と冷細胞の活動域が重なるとき（e～g）は，重ならないとき（b～d）に比べて，熱負荷の変動に対する交点の変動は少ない．ヒーターとクーラーが同時に働くのは，エネルギーの無駄を生むが，芯温を狭い範囲に保つには適した方法といえる．

5.2.7 多数の温細胞による調節

視床下部，延髄，脊髄には閾の異なる多数の温細胞がある．ここでは，暑熱に対して閾の異なる多数の温細胞が働いて芯温を維持するモデルを考える（図

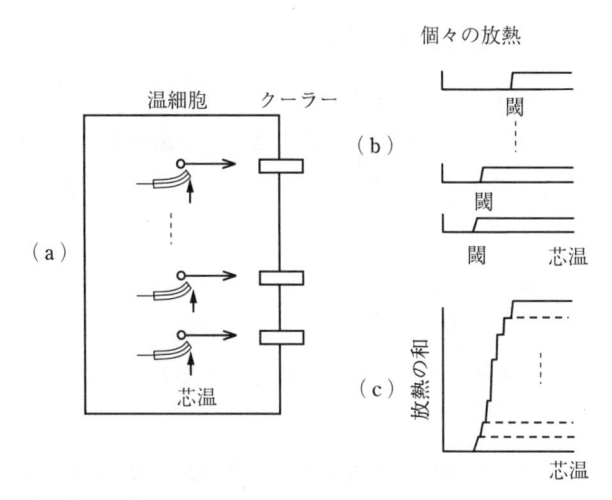

（a）閾の異なる多数の温細胞がそれぞれクーラーを使う．
（b）個々の温細胞が生む放熱を芯温に対して描く（静特性）．閾が低いものから高いものまでを，下から上に順に並べている．
（c）芯温が上昇すると，閾の低い細胞から高いものまでが順に動員される．

図 5.10 多数の温細胞による芯温調節

5.10（a））。それぞれの温細胞は，クーラーを標的に持つ。

芯温が閾を超えて上昇するとき，個々の温細胞はクーラーを駆動して放熱を引き起こす。それぞれの放熱を芯温に対して描く（静特性，(b)）。ここでは，閾が低いものから高いものまでを，下から上に順に並べている。

芯温が上昇すると，閾の低い細胞から高いものまでが順に動員される。多数のクーラーが働くとき，それらの放熱は加算される。(c)は，放熱の和を芯温に対して描いたもので，(b)の放熱が順に積まれている。つまり温度が上昇すると，放熱の和は階段状に増加する。

これは，熱負荷が大きくなるときに，クーラーの数を増すことで対応する系といえる。つまり，一つずつのクーラーが出す放熱は小さいが，同時に働く調節器の数をまして，熱負荷の上昇に対抗するものだ。

5.3　皮膚の温・冷受容器と脳の温・冷細胞による体温調節

5.2節で，脳にある多数の温・冷細胞が温度調節器（サーモスタット）として働き，芯温を調節することを単一容器モデルで説明した。

だが，体温調節が正常に行われているとき，環境温が変化しても恒温動物の芯温は一定である。そこで，環境温が変化したときに，脳の温・冷細胞が体温調節反応を起こすとは考えにくい。

芯を取り囲む皮膚は，まわりの環境と直接的に接する場であり，環境温が上下すると皮膚温は容易に変化する。そこで，環境温の変化に対し，皮膚の全周にある多数の温・冷受容器が皮膚温調節器として働き，体温調節反応を起こすと考えられる。

ここでは，二重容器を体のモデルとし，皮膚の温・冷受容器と脳の温・冷細胞による体温調節を考察する。

5.3.1　皮膚と芯の二重容器モデル

皮膚温は，顔，手，足，胴などで異なる。そこで，正確を期すには，芯を取

5.3 皮膚の温・冷受容器と脳の温・冷細胞による体温調節

り囲むいくつかの皮膚容器を想定する必要がある。

だが，ここでは，解析を簡単にするため，単一の皮膚容器が芯の容器を取り囲む二重容器を体のモデルとする（図5.11）。内容器を芯，その温度を芯温とする。外容器を皮膚，その温度を皮膚温とする。どちらの容器も，中の温度は均一と仮定する。

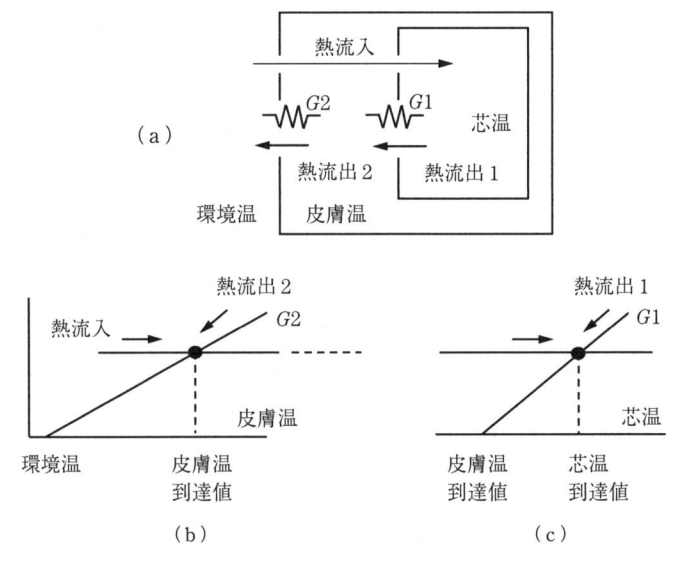

(a) 液で満ちた二重容器で体を表す。内容器を芯，温度を芯温とする。外容器を皮膚，温度を皮膚温とする。
(b) 皮膚での熱の出入り
(c) 皮膚温の到達値を通り傾き $G1$ の直線が熱流出1の静特性となる。芯への熱流入と熱流出1の静特性。交点が芯温の安定点である。

図 5.11 皮膚と芯の二重容器モデル[2]

二重容器と環境の間に熱の漏れがあるとする（a）。熱の流れやすさを熱コンダクタンス（熱抵抗の逆数）と呼び，G で表す。芯と皮膚の間の G を $G1$，皮膚と環境の間の G を $G2$ とする。

漏れがあるので，中に熱源がなければ，芯温，皮膚温は環境温にまで下がる。これは，私たちの体と類似した状況といえる。

基礎代謝などが熱源となり一定の熱流入が芯に加わるとき，芯温，皮膚温がどのように動くかを考えよう．

芯の容器（a）には，一定の熱流入と，芯から皮膚へ $G1$ を通る熱流出 1 がある．

皮膚の容器では，$G1$ を通って芯から皮膚に流れ込む熱流入（＝熱流出 1）と，$G2$ を通って皮膚から環境へ流れ出す熱流出 2 がある．

温度が定常に達したときには，どの容器でも，熱の流入と流出はつりあう．つまり，芯への熱流入と，$G1$ を流れる熱流，$G2$ を流れる熱流はすべて同じになる．

定常状態では，皮膚温は芯温と環境温の中間の値，つまり，$G1$ と $G2$ で内分する温度（重みつき平均値）となる．

このように芯を皮膚が取り囲む二重容器ゆえ，芯での熱の流れと皮膚での熱の出入り流れが独立ではない．そこで，単一容器に比べて解析が複雑で，理解が難しい．**図 5.12** では，二重容器を流れる水流を説明した．熱流を水流，温度を水位と読み替えれば，熱流の理解に役立つ．

一定の熱流入が芯に加わるときの皮膚温（図 5.11（b）），芯温（c）をグ

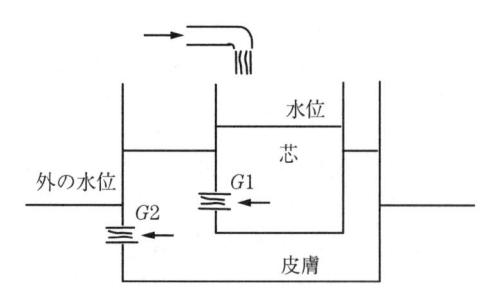

内容器が芯，外容器が皮膚に相当する．二重容器が外の水の上にある．
芯：水位が芯温に相当する．芯に水が流入している．芯から，水路 $G1$ を通って水が皮膚に流出している．
皮膚：水位が皮膚温に相当する．芯から $G1$ を通って水が流入している．皮膚から水路 $G2$ を通って水が外に流出している．
外：外の水位が環境温に相当する．

図 5.12 二重容器モデル（図 5.11 の補助図）

ラフで求めよう。

（b）に，皮膚への熱流入と皮膚からの熱流出2の静特性を描く。芯にはいる熱流入は，芯から流れ出し皮膚に流入する。その量は皮膚温によらず一定ゆえ，静特性は皮膚温に平行な直線となる。

G を流れる熱流はオームの法則に従う。すなわち，熱流出2は，皮膚温と環境温の温度差に比例する。そこで熱流出2の静特性は，環境温を切片とし，傾きが $G2$ の直線として表すことができる。

熱流入と熱流出の静特性の交点では，熱の流出入がつりあい，皮膚温は交点の温度に到達する。

（c）は，芯への熱流入と芯からの熱流出1の静特性を示す。熱流入の静特性は，芯温に平行な直線になる。熱流出1の静特性は，皮膚温の到達値を切片とし傾きが $G1$ の直線で表せる。二つの静特性の交点では，芯での熱の出入りがつりあい，芯温は交点の温度に達する。

芯への熱の流入レベルが増すと，皮膚温，芯温の安定点ともに上昇する。一方，芯への熱の流入が低下すれば，芯温，皮膚温ともに低下し，環境温に近づく。

このように，芯に熱源があれば，熱の漏れがある条件でも，芯温，皮膚温は環境温より高い温度に保たれる。そこで，芯に加わる熱源の量を変化させることができれば，芯温や皮膚温を適当な温度に調節することが可能となる。

また，皮膚温は芯温と独立ではないので，皮膚温の変化を防げば，芯温の変化が間接的に防がれる。また，$G1$ と $G2$ が変われば，皮膚温と芯温が変わる。

複数の皮膚容器を想定したとき，解析は複雑にはなるが，単一の皮膚容器のときと質的な違いはない。

5.3.2　皮膚の冷受容器が行う皮膚温調節

皮膚の冷受容器が，芯にあるヒーター（例えば筋肉）を用いて皮膚温の低下を防ぐモデルを考える（**図 5.13**）。ここでは，冷受容器の出力線維からヒータ

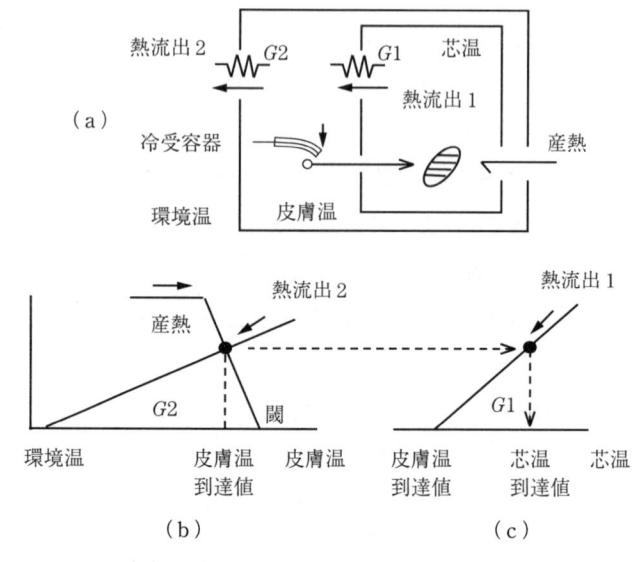

(a) 皮膚温が低下するとき皮膚の冷受容器はインパルスを出してヒーターをつけ，皮膚温の低下を防ぐ。
(b) 皮膚温の調節過程
(c) 芯温の調節過程

図 5.13 寒冷負荷に対し皮膚の冷受容器が行う皮膚温調節[2]

ーまで線がつながっているだけで，ほかにサーモスタットはない。

もし，この構成で皮膚温や芯温が維持されるなら，皮膚の冷受容器が体温調節を行う。

環境温が低下すると，$G1$，$G2$ を通る熱流出で，皮膚温，芯温ともに下がる。皮膚温が閾より低下すると，冷受容器はインパルスを発する。インパルスは芯にあるヒーターを駆動して，ふるえなど産熱を起こす。つまり，冷受容器は皮膚温が閾より下がるのをヒーターを使って能動的に防ぐ。その結果，芯温の低下が受動的に防がれる。

皮膚温と芯温の調節過程をグラフで求めよう。

皮膚容器において（b），熱流出 2 の静特性は環境温を横切る傾き $G2$ の直線で表現できる（図 5.11（b）と同じ）。

5.3 皮膚の温・冷受容器と脳の温・冷細胞による体温調節

　皮膚温が閾から低下すると冷受容器がインパルスを出し，芯のヒーターを駆動して産熱を生む．定常時には，生じた熱はすべて $G1$ を通って皮膚に流入する．そこで，芯での産熱を皮膚温に対して描けば，それが皮膚への熱流入の静特性となる．

　産熱と放熱の交点では熱の出入りがつりあう．そこで，皮膚温は環境温より高い温度に到達し安定化する．しかし，その温度は冷受容器の閾より低いので，制御誤差が残る（図 5.6）．すなわち，皮膚温が安定温に到達した後も，冷受容器は活動を停止せず，ふるえが持続する．

　$G2$ を通る熱の漏れがあるので，産熱を続けないと，温度は維持できないのだ．

　芯温の変化を図 5.13（c）に示す．熱流出 1 の静特性は，皮膚温の到達温度を通る傾き $G1$ の直線で表現できる（図 5.11（c）と同じ）．芯温が皮膚温より高いほど熱流出が増す．

　定常状態では，（b）の交点に等しい産熱をヒーターが生んでいる．その産熱と熱流出が等しくなる点（●）では，芯での熱の出入りがつりあい，芯温はそこに到達して安定する．

　このように，皮膚の冷受容器から芯のヒーターまでインパルスが伝わる路があるとき，冷受容器は皮膚温が閾から下がるのを能動的に防ぐ調節器として働く．その上，皮膚が芯を取り囲むので，芯にサーモスタットがなくても，芯温は受動的に一定値に維持される．

　皮膚には，多数の冷受容器がある．冷受容器から芯のヒーターにまで線がつながるとき，冷受容器はそれがある場所の皮膚温低下を防ぐサーモスタットとして働く．

　皮膚温が低下すると，閾の高い受容器から順に動員されてヒーターがつき熱の産生が加わる．つまり，多数のサーモスタットが同時に活動することで，温度低下を強力に防ぐことが可能となる．これは，芯にある多数の温細胞が働くときと同様だ（図 5.10）．

5.3.3 皮膚の冷受容器と芯の冷細胞が行う体温調節

皮膚の冷受容器と芯の冷細胞が別々のヒーターを使って温度低下を防ぐ系を考える（図5.14）。今までと同様，容器から外に熱の漏れがある。

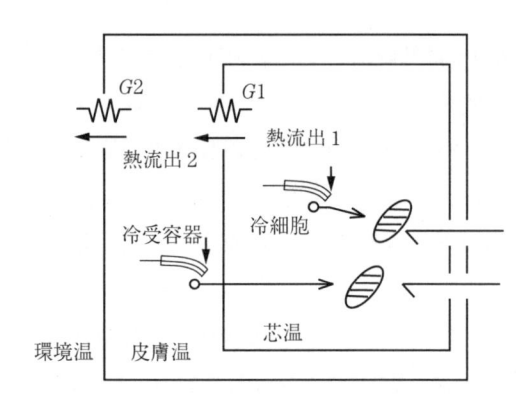

温度の低下に対し，芯と皮膚にある調節器が
別々のヒーターを使って温度の低下を防ぐ。

図5.14 皮膚と芯の調節器が行う芯温と皮膚温の調節[2)]

皮膚温が閾より下がったとき，皮膚の冷受容器がインパルスを発してヒーターを駆動し，皮膚温が閾より下がるのを防ぐ（図5.13と同じ）。それでもなお，芯温が冷細胞の閾より低下するとき，芯の冷細胞が働いてヒーターの産熱を生み，芯温が閾より下がるのを能動的に防ぐ。

その結果，皮膚温の低下が受動的に抑えられる。

両方の調節器が働いて定常に達したときも，皮膚温は，芯温と環境温の中間の値をとる。それは，$G1$ と $G2$ で重みのついた芯温と環境温の平均値である。

5.3.4 皮膚の温受容器が行う皮膚温調節

皮膚の温受容器からの出力線維が，脳を経由して，クーラー（例えば汗腺）につながるモデルを考える（図5.15（a））。ここでは，調節器は皮膚にだけある。

環境温が上昇すると，皮膚温，芯温ともに上昇する。そのとき，皮膚の温受

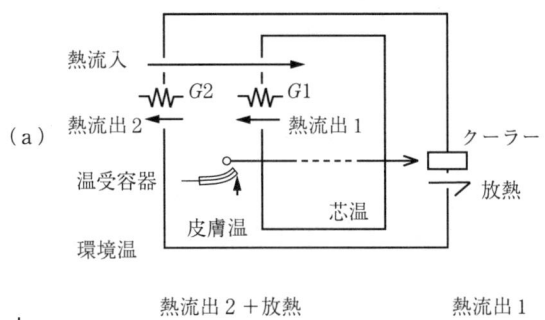

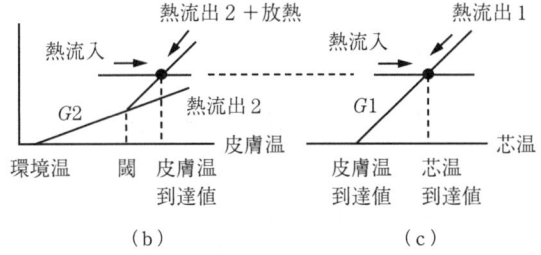

5.3 皮膚の温・冷受容器と脳の温・冷細胞による体温調節

(a) 環境温の上昇に対し，皮膚の温受容器はインパルスを出してクーラーをつけ皮膚温の上昇を防ぐ。
(b) 皮膚温の調節過程
(c) 芯温の調節過程

図 5.15 皮膚の温受容器による皮膚温調節[2]

容器は皮膚温の上昇に応じてインパルスを出し，クーラーを使って皮膚からの放熱を起こす。すなわち，温受容器は直接的に皮膚温の上昇を防ぐ。その制御の結果，芯温の上昇が受動的に防がれる。

皮膚温（b）と芯温（c）の調節過程をグラフで求めよう。

$G2$ を流れる熱流出 2 の静特性は，環境温を通る傾き $G2$ の直線で表される。皮膚温が温受容器の閾より高くなると，温受容器はインパルスを出してクーラーを駆動し，皮膚からの放熱を促す。そこで，皮膚から流れだす熱流の静特性は，$G2$ を通る熱流出 2 にクーラーの放熱が加わったものとなる。

芯に熱流入（例えば基礎代謝）があるとき，それはすべて，皮膚への熱流入になる。すなわち熱流入の静特性は，温度軸に平行な直線となる。二つの静特性の交点では，熱の出入りがつりあうので，皮膚温は交点の温度に維持される。

この場合も，到達温は温受容器の閾より高いので制御誤差が残る。そこで，皮膚温が安定化した後も受容器は活動をやめず，クーラーの活動（例えば発汗）は続く。

芯からの熱流出（c）は $G1$ を通る熱流出1であり，熱流入との交点の温度が芯温の到達値となる。

このように，環境温が上昇したとき，皮膚に単一の温受容器があるだけで，温受容器はクーラーを用いて皮膚温を安定化することができる。これは，間接的に芯温を安定化することになる。

5.4　体温調節のまとめ

図5.16 に，二重容器モデルの体温調節をまとめる。

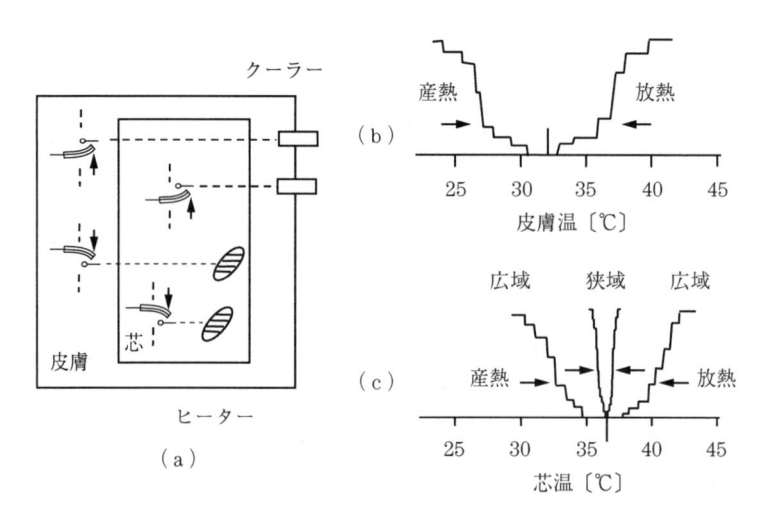

(a) 皮膚の温・冷受容器は皮膚温の調節器，視床下部の温・冷細胞は脳温（＝芯温）の調節器として働く。
(b) 皮膚温の調節
(c) 芯温の調節

図 5.16　体温調節のまとめ[2]

5.4 体温調節のまとめ

皮膚には多数の温・冷受容器がある（a）。温受容器からクーラーまで，冷受容器からヒーターまで，インパルスが伝わる路があるとする。そのとき，温・冷受容器は皮膚温を調節する調節器として働く。

また，芯には，多数の温・冷細胞がある（a）。温細胞からはクーラーまで，冷細胞からはヒーターまで，インパルスが伝わる路があるとする。すると，温・冷細胞は，芯温を調節する調節器として働く。

（b）に皮膚温の調節過程を示す。環境温の低下で皮膚温が正常値（約33℃）から下がると，閾の高いものから順に冷受容器が動員される。その結果，活動するヒーターの数が増して産熱の和が上昇し，皮膚温低下が防がれる。

一方，環境温の上昇で皮膚温が正常値から上がると，閾の低いものから順に温受容器が動員される。その結果，活動するクーラーの数が増して放熱の和が増し，皮膚温の上昇が防がれる。

すなわち，環境温が上下しても，温・冷受容器の働きで皮膚温は正常値付近に維持される。

皮膚は芯を取り囲むので，皮膚温と芯温は独立には動けない。皮膚温が一定の温度幅に維持されていれば，芯の調節器が働かなくても，芯温は一定の温度幅に保たれる。

そこで，皮膚の温・冷受容器は，体温の主要な調節器といえる。

皮膚温調節にもかかわらず，芯温が正常値（約36℃）から変化するときには，芯にある調節器が働く（c）。そのとき，正常温の近くに閾を持つ温・冷細胞がまず動員され，芯温を正常値に保つと考えられる（狭域制御）。

芯温が大幅に変化する緊急時には，正常芯温から離れた閾を持つ温・冷細胞が活動してクーラー，ヒーターを駆動し，芯温の広域制御を行う。

かくして，温・冷受容器，温・冷細胞を比較器ととらえることで，哺乳類の体温調節が定量的に説明できる。

6章 温・冷受容器の温度比較機構

　これまで，温度変化に対するインパルス活動の閾応答から，脳の温・冷細胞は，脳温と閾を比べる比較器だと述べた（図4.2～4.6）。温細胞は，温度を閾と比べ，閾からの温度上昇に応じてインパルスを出す。冷細胞は，皮膚温を閾と比べ，閾からの温度低下に応じてインパルスを出す。

　一方，皮膚の温・冷受容器は皮膚温を閾と比べる比較器だ（図2.3）。温受容器は，皮膚温を閾と比べ，閾からの温度上昇に応じてインパルスを出す。冷受容器は，皮膚温を閾と比べ，閾からの温度低下に応じてインパルスを出す。

　では，温・冷受容器は，いかにして温度と閾を比べるか。

　人工の比較器のように，二つの温度を符号レベルで比較するのか。それとも，符号を用いないで温度比較を行うしくみがあるのか。

　冷受容器の電気生理学的な解析が，この問いに答える上で重要だった[3]。閾応答は，閾を境に生じる相転移に基づくとわかった。相転移は，符号を用いずに温度と閾を比べる方法といえる。つまり，冷受容器には，温度のセンサーも符号もない。それでも，比較が可能なのだ。

　相転移は，温（熱）受容器にも，また，脳の温・冷細胞にも適用できるしくみだ。さらに，温度以外の受容器にも適用できると考えられる（7章）。

　ここでは，まず，細胞膜上にあるイオンチャネルと，チャネル活動を記録するパッチクランプ法を解説する。その後，冷受容器の解析結果を述べる。

6.1 イオンチャネル

細胞は，脂質でできた薄い細胞膜で囲まれている。細胞の内外は，ナトリウム，カリウム，塩素などが溶けたイオン溶液で満たされている。イオンは親水性であり，細胞膜を透過できない[29]。

細胞膜には，膜を貫通するタンパク質がところどころに埋まり，イオンが透過するチャネルを形成している（**図 6.1**）。タンパク質はアミノ酸が一列につながったもので，折りたたまれて固有の3次元構造を作る。

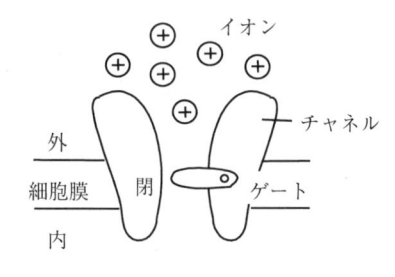

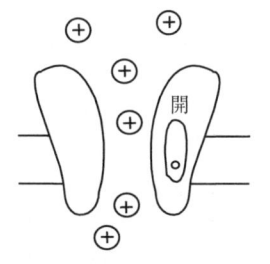

（a）ゲートが閉じているとき　　　（b）ゲートが開いている
　　イオンの流れはない。　　　　　　ときイオンが流れる。

イオンチャネルは，イオンが通るチャネル（穴）を形成している。
チャネルにはゲート（門）がある。

図 6.1　細胞膜上にあるイオンチャネル

チャネルには門（ゲート）がありイオンの透過を調節する。ゲートが閉じているとき（a）には，イオンは流れない。ゲートが開く（b）と，チャネルを通ってイオンが流れる。

チャネルは特定のイオン種だけを通す選択性を示す。そのイオン種により，ナトリウムチャネル，カリウムチャネル，塩素チャネル，非選択的陽イオンチャネル（陽イオンなら何でも通す）などに分かれる。

ゲートが開閉すると，正または負のイオンが膜を出入りする。そこで，細胞

内電位 V が変化し，ニューロン（神経細胞）に電気活動が生まれる。

細胞外液に置いた電極(不感電極)を基準にして，細胞内電位 V を測定する（図 6.2（a））。静止時の電位(静止電位)は $-60 \sim -70\,\mathrm{mV}$ と，外より低い。

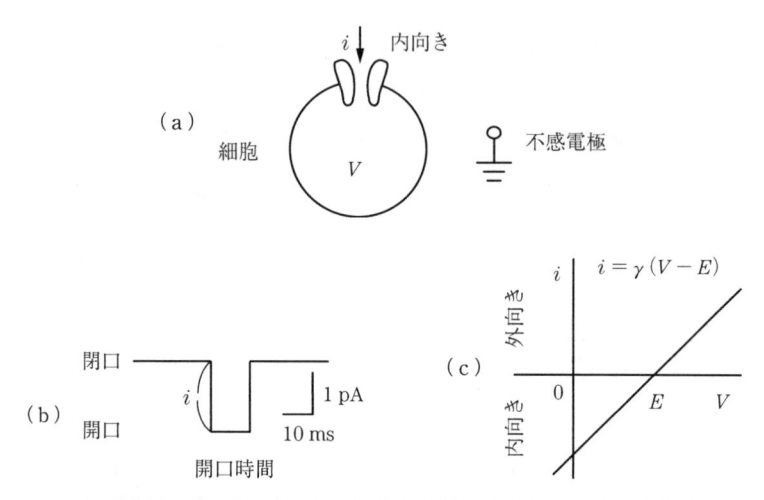

図 6.2 単一チャネル電流

（a）膜電位 V と単一チャネル電流 i（細胞外を基準にして V を測る）
（b）V を固定したときの i
（c）i と V の関係（E は平衡電位）

V を一定に保った条件で，単一のチャネルを流れる電流 i を（b）に示す。チャネルが開口した間だけ，数 pA（ピコアンペア，ピコは 10^{-12}）の一定振幅の微小電流 i が流れる。ここでの電流の向きは内向きであり，細胞外から細胞内に正のイオンが流れ込んでいることを示す。

電流の振幅 i は，オームの法則に従い，流れやすさ（単一チャネルのコンダクタンス γ）と電位差の積となる。

$$i = \gamma(V-E)$$

ここに，E は当該イオンの平衡電位で，内外のイオン濃度の比で決まる定数である。

ナトリウムイオンの平衡電位 E_{Na} は，次式で与えられる。

$$E_{Na} = 58 \log \frac{[Na]_o}{[Na]_i}$$

ここで，$[Na]_o$ は，細胞外のナトリウムイオンの濃度，$[Na]_i$ は細胞内のナトリウムイオンの濃度だ．外の濃度が中の濃度の 10 倍のとき，平衡電位は 58 mV となる．

今，i と V の関係を書くと（c），i は E で交点を持ち，傾き γ の直線となる．V が E を境に変化すると，i の振幅と向きが変わる．

V が E より高いときには外向き電流となり正のイオンが流れだす．V が E より低いときには内向き電流となり，正のイオンが流入する．V が E に等しいと，ゲートが開いていても，正味の電流はない．

電流がゼロになるときの電位 V を実験的に求めれば，それが E に等しい．E を境に電流の向きが逆転するので，そのときの電位を逆転電位と呼ぶ．逆転電位と内外のイオン濃度から，チャネルを透過するイオン，つまりチャネルのイオン選択性がわかる．

チャネルの開閉状態を制御する刺激には，温度や圧力などの物理量，メンソールなどの化学物質，膜電位などがある．これらの刺激がくると，チャネルの開口確率が変化する．

開口確率は，一定の時間内でのチャネルの開口時間の和で，0 から 1 の値をとる．0 は常に閉じているとき，1 は常に開いているときだ．

細胞膜の表面には，同一種のチャネルが数多く存在する．刺激が加わると，活動するチャネルが増える．その数が増すほど電流の和の振幅は大きくなる．そのとき，個々のチャネルの電流が一定でも，電流の和は連続的に変化する．

6.2 パッチクランプ法

従来，ガラス微小管電極を細胞内に刺入し，膜電位を記録してきた．だが，チャネル活動を直接的に記録する方法はなかった．

それを可能にする「パッチクランプ法」が開発されている[30]．パッチクラン

プ法と遺伝子組換え技術との組合せで，多くのイオンチャネルの遺伝子が明らかになった。

パッチクランプ法には，いくつかのバリエーションがある（**図 6.3**）。まず，先端直径が $1 \sim 2$ μm のガラス管パッチ電極を細胞膜の表面に接触させる（a）。吸引により電極内を陰圧にし，電極先端と細胞膜を密着させる（b）。密着で，電極内と外液間の電気抵抗は $10 \mathrm{G\Omega}$（ギガオーム，ギガは 10^9）程度にまで上昇する。この状態をギガオームシールと呼ぶ。

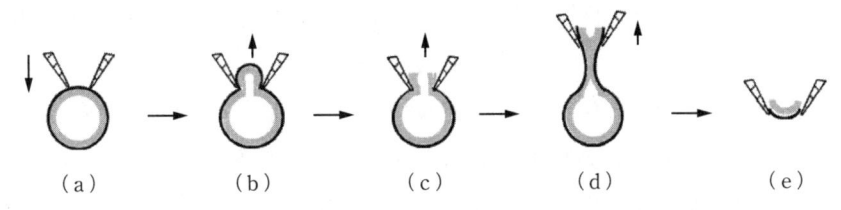

(a) パッチ電極を細胞膜に押しつける。(b) 電極先端と細胞膜が密着する。(c) 膜に穴をあけホールセル記録に移行する。(d) 電極を引き戻すと膜が断裂し切断端が融合する。すると (e) 膜の外面が外に向いた outside-out 法になる。

図 6.3 パッチクランプ記録法

このとき，電極先端の膜にイオンチャネルがあれば，単一チャネル電流が記録可能となる（細胞膜密着記録）。

電極内の陰圧を強めると，シールを保ったまま，電極先端の膜が破壊され穴があく（c）。すると，電極内と細胞内が交通し，全細胞（ホールセル）記録法となる。この方法では，細胞膜上にあるすべてのイオンチャネルの活動が記録される。

細胞から電極を引き戻すと（d），膜が伸びきったところで断裂し，切断端が融合する。すると電極先端に，高抵抗のシールを維持したまま，細胞膜から切り取られた膜片だけが残る（e）。これは，細胞膜の外側が外に向いた outside-out 記録法であり，切離した膜片内にチャネルがあれば，単一チャネル電流が記録可能となる。

チャネル活動の記録には，パッチクランプ用増幅器が使われる。その方法

は，電位を記録する方法（電流固定法）と，電流を記録する方法（電位固定法）に分かれる。電位固定法で記録した電流は，チャネル活動が直読できる利点がある。

6.3 冷チャネルのイオン機構

皮膚の冷受容器は冷線維の自由神経終末にある。しかし，終末の直径は細く，パッチクランプ法は適用できなかった。そこで，冷受容器が冷却に反応する機構の解析は進まなかった。

冷線維の細胞体は後根神経節（DRG）にある（図2.1）。細胞体は大きい（直径 10 μm 以上）ので，パッチクランプ記録ができる。もし，DRG の細胞の中に冷受容器を持つ細胞があれば，イオン機構が解析できる。

細胞がインパルスを発すると，細胞外からカルシウム（Ca）イオンが流入し，細胞内の Ca イオン濃度が上昇する。DRG を取り出して培養した細胞の一部には，冷却で Ca イオン濃度が上昇する冷細胞があると知られていた[31]。

そこで，私たちも，DRG の培養細胞（**図 6.4（a）**）を用いて，Ca イメージ法とパッチクランプ法で，冷受容器の性質を解析した[3]。

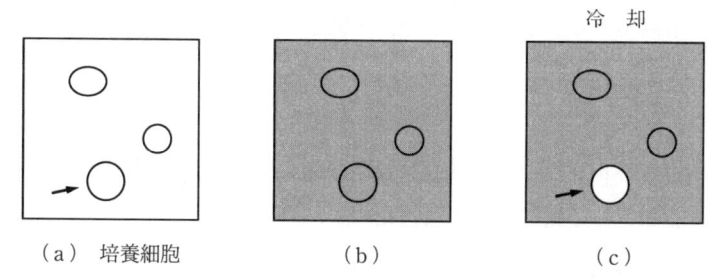

（b），（c） カルシウムイオン濃度を蛍光で指示する試薬（Fura-2）を細胞内に負荷する。温度を下げると（c），蛍光強度が変化する細胞（矢印）が現れる。これは，冷却で活動する細胞である。

図 6.4 後根神経節の冷受容器細胞

6.3.1 Caイメージ法

DRGの細胞を単離し，薄いカバーガラスの上にまき数日間培養する．記録に先立ち，蛍光指示薬（Fura-2）をDRGの細胞内に導入する．Fura-2は，結合するCaイオンの濃度に依存して蛍光が変わる性質を示す．

Fura-2を導入した細胞がついたカバーガラスを記録容器内に移す．記録容器に流す細胞外液の温度を変えることで，細胞に温度変化を加える．

細胞に励起光を照射し，Fura-2が出す蛍光を顕微鏡の光学系で検出する（図6.4（b），（c））．その蛍光から細胞ごとのCaイオン濃度がわかる（Caイメージ）．

液温を正常（b）から下げると（c），Caイオン濃度が上昇する冷細胞が記録された（c）．すべてのニューロンのうち，約13％が冷細胞だった．これらの冷細胞は，冷受容器を持つ細胞と考えられる．

DRGには，体性感覚ニューロンなどの細胞体が集まっている．Caイメージ法により，DRGの細胞の中から効率的に冷細胞を見つけることができた．

6.3.2 膜電位記録

Caイメージ法で検出した冷細胞にパッチクランプ法を適用し，冷受容器のイオン機構を解析した．細胞体は大きいので，パッチクランプ法が容易に適用できた．ホールセルの電流固定法で，冷細胞の細胞内電位（膜電位）を記録した（図6.5）．

温度を，30℃から17℃までステップ状に下げた．温度が閾より低下すると，膜電位は静止電位から上昇し受容器電位を生んだ．温度低下が持続しているが，受容器電位の振幅は，不活性化により減衰した．

受容器電位の脱分極が閾電位を超すと，活動電位（インパルス）が繰返し生じた．時間軸を拡大すると，インパルスが発生していることがわかる．このインパルス活動は脱分極が持続していても短時間で終了した．

インパルスの発生は電位依存性のナトリウム（Na）チャネルの働きによる．Naチャネルは，持続的な電位上昇で不活性化する．膜電位が持続的に上昇し

6.3 冷チャネルのイオン機構

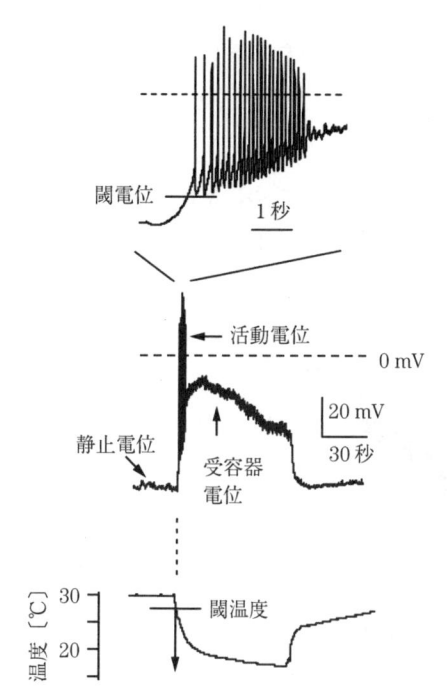

温度が閾温度より下がると（下段）受容器電位が生じる（中段）。受容器電位が興奮の閾電位を超すと，活動電位（インパルス）が生まれる。上段は時間軸を拡大した波形。

図 6.5 冷ニューロンの膜電位記録[3]

たので，ここではインパルスの発生が停止した。

このように，ステップ状の温度低下に対して，この冷細胞は，初期相でだけインパルスを発した。

受容器電位は，細胞膜にある冷受容器の活動が生む局所的な電位変化であり，神経線維上を伝導しない。一方，インパルスは，神経線維上を走り，脳にまで伝わる電位の波である。

一段階の温度低下で，インパルス活動が一過性に上昇した後に減少し，低頻度で持続する冷細胞もあった。これらのインパルス活動は，細胞外で記録した冷線維のインパルス活動に似ている（図2.2）。つまり，ここでの細胞内電位は，細胞外で記録されてきたインパルス活動の基礎になる応答と思える。

閾応答と過渡応答ゆえに，温度低下と受容器電位の間に一対一の関係がない。また，温度低下とインパルス活動の間にも，一対一の関係はない。そこ

で，冷受容器は，温度を受容器電位に変換するセンサーではない。

閾応答ゆえに，冷受容器は，温度を閾と比べる比較器といえよう。

6.3.3 ホールセル電流記録

受容器電位を誘発するイオン機構を明らかにするため，電流固定法から電位固定法に切り替えた。電位を−60 mV に固定した条件で，ホールセル電流を記録する（図 6.6）。

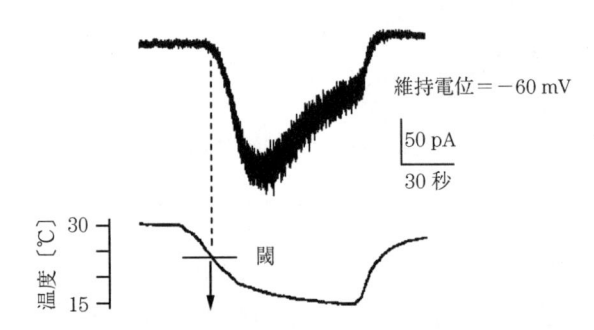

維持電位＝−60 mV

50 pA

30 秒

温度 [℃]

閾

温度が閾より下がると，冷受容器は内向き電流を誘発する。電流は正電荷の細胞内への流入であり，膜電位を脱分極させる。

図 6.6 冷ニューロンの膜電流[3]

温度をステップ状に下げると，温度が閾より下がったとき，内向き電流（冷電流と呼ぶ）が生じた。だが温度の低下が持続している間，電流の振幅は一過性に増加した後に減衰した。細胞外から流入したこの冷電流が，受容器電位（図 6.5）に対応する。

ホールセル電流は，細胞膜にある冷チャネル電流の総和であり，チャネル活動の全体像を示す。ホールセル電流が閾応答と過渡応答を示したので，温度と電流は一対一の関係にない。それゆえ，チャネル全体の活動も，温度センサーの活動とはいえない。

閾応答から，チャネル全体は，温度を閾と比べる比較器といえる。

6.3.4 細胞レベルの閾応答

温度をランプ状に低下させたときの閾応答を，Caイメージ法で調べた（図6.7）。細胞内のCa濃度は，インパルス活動を反映する。三つの細胞は，細胞ごとに異なる閾温度で反応した（a）。

（a）3個の冷ニューロンの同時記録

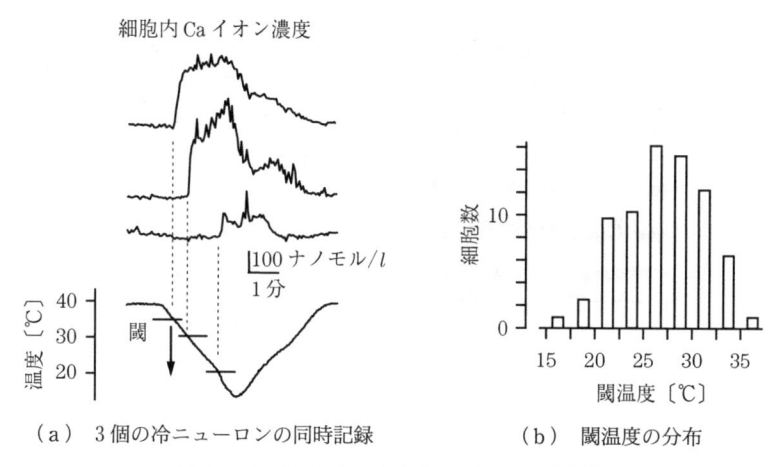

（b）閾温度の分布

図 6.7 細胞内カルシウムイオン濃度の閾応答[3]

閾温度の度数分布を（b）に示す。閾温度は，約15℃から36℃に広くばらついた（平均値は27.0℃）。

この閾応答ゆえ，温度と細胞活動は一対一に対応しない。そこで，冷細胞は，温度のセンサーとして働いていない。これらの冷細胞は，いずれも，温度が閾より低いかどうかを比べる比較器だ。

6.3.5 単一チャネル活動

ホールセル記録の後，パッチ電極を後ろに引き戻し，細胞体から膜片を切離して outside-out 法に移った（図6.8（a））。すると，温度低下に反応する単一冷チャネル活動が記録できた。これは，細胞から切り離された条件でも，膜片にあるチャネルが冷却に反応することを示す。

温度を25℃に保つと，チャネル活動が持続的に記録された。60 mV から

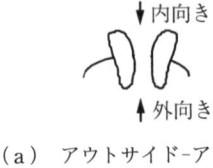

(a) アウトサイド-アウト記録

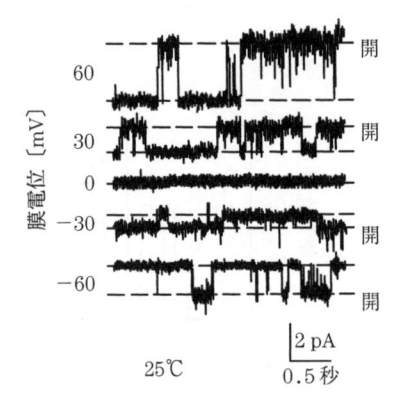

(b) 膜電位を変えたときに流れる単一チャネル電流

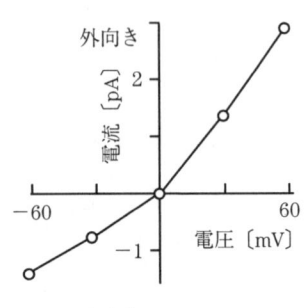

(c) 電流と電圧の関係。電流の向きが 0 mV で逆転する。これは，チャネルが非選択的陽イオンチャネルであることを示す。

図 6.8 単一冷チャネルのイオン選択性[3]

$-60\,\mathrm{mV}$ まで電位を $30\,\mathrm{mV}$ ごとに変え，流れる単一チャネル電流を示す(b)。

膜電位が $30\,\mathrm{mV}$，$60\,\mathrm{mV}$ のとき，外向きの単一チャネル電流が記録された。一方，膜電位が $-30\,\mathrm{mV}$，$-60\,\mathrm{mV}$ のとき，内向きの単一チャネル電流が記録された。

膜電位を $0\,\mathrm{mV}$ に保つとき，単一チャネル電流は見られなかった。これは，チャネルが開いていても，イオンに対する駆動力がバランスし，正味の電流の出入りがない状態だ。

（c）は（b）の開口時の電流を電位に対してプロットしたグラフで，単一チャネルの電流電圧曲線である。逆転電位は約 $0\,\mathrm{mV}$ だったので，冷チャネルは，陽イオン（カチオン）なら何でも通すチャネル（非選択的カチオンチャネル）である。

ここで記録した単一冷チャネル電流が，ホールセル記録した冷電流（図6.6）の要素である。

6.4 比較のしくみはチャネルの相転移

単一チャネル記録の条件で，温度を一定の速度で低下させた（図6.9）。温度が約19℃より下がると，チャネルの状態が静止相から活動相に移行した。その後，ランダムな時点で開閉するチャネル活動が続いた。

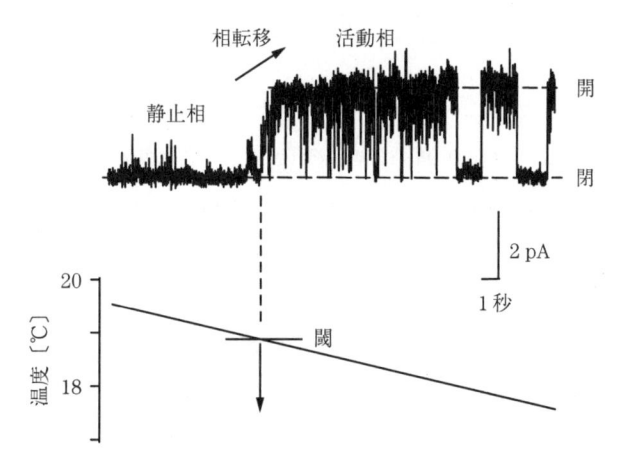

温度をスロープ状に低下させるとき，閾でチャネルの状態が
静止相から活動相に相転移し，チャネルの開閉活動が続く。

図6.9 単一冷チャネルの閾応答[3]

このチャネル活動は温度の変化に追従していない。だから，冷チャネルは温度をチャネル活動に変えるセンサーではない。冷チャネルは，温度が閾より低いときにだけ活動する比較器といえる。

このようなチャネル活動の閾応答が，ホールセル電流の閾応答（図6.6）の原因であり，受容器電位（図6.5）やインパルス活動の比較動作（図6.5）を起こすのだ。つまり，個々の冷チャネルが，比較器の最小単位といえる。

人工の比較器は，温度と基準温を符号で比べる（**表 6.1**）。では，冷チャネルでも，その内部に温度センサーがあり，温度と閾を符号で比べるのか。それとも，冷チャネルでは，符号を用いない比較が可能か。もし可能なら，それはどのようなしくみだろうか。

表 6.1 人工と生体の比較器のちがい

	比較	要素
人 工	符 号	比較器 センサー 基準値
生 体	相転移	タンパク質

6.5 節で述べるように，温・冷チャネルはアミノ酸が連なってできたタンパク質である。タンパク質が働くとき，その中で符号は使われない。だから，タンパク質の中には，温度を符号に変えるセンサーはない。センサーがある意味がない。それゆえ，冷チャネルには，符号を用いない比較のしくみがあるはずだ。

温度が閾より下がったとき，チャネルの状態は静止相から活動相に移った（図 6.9）。そこで，閾より温度が下がったとき，静止相から活動相への相転移が起きたと，私はとらえる。つまり，相転移が，閾応答の原因だ。

相転移はありふれた自然現象である。水を例に取り上げ相転移を考えよう。温度が 0℃ から氷点下に下がるとき，水は液体にとどまることができず，氷になる。つまり，0℃ を境に，液体から固体への相転移が起きる（**図 6.10**）。相転移は，水の分子にとっては劇的な変化だ。今，液相，固相をスイッチのオン・オフに対応させれば，相転移は比較動作とみなせる（図 1.4）。

だが，水には温度センサーも符号もない。温度が 0℃ に近いかどうかもわからない。相転移する温度を 0℃ に設定する機構もない。もちろん，水温と 0℃ を符号で比べる比較器はない。つまり，水の相転移は，符号を使わないで起きている。水に食塩を加えると凝固点が 0℃ より下がる。凝固点降下とし

6.4 比較のしくみはチャネルの相転移

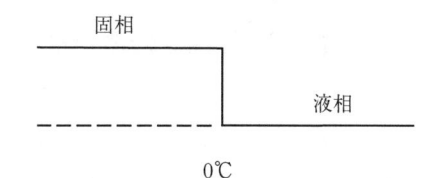

　　　固相
―――――――┐
　　　　　　└――――――
　　　　　　　　液相

0℃

温度が0℃より低下すると，水の状態は液相から固相に変わる．相転移は，符号を用いない比較動作である．

図6.10　水　の　相　転　移

て知られる現象である．相転移の温度（比較の基準）は，化学組成で変化するのだ．

　こうして，冷チャネルの閾応答は，閾でのチャネルの相転移に基づくと結論する．つまり，相転移なら，符号を用いないで，温度比較ができる（表6.1）．

　閾（例えば28℃）の「情報」と，温度が閾より低いときにチャネルが活動するとの「情報」は，比較器を特徴づけるもので，チャネル分子の持つ記憶といえる．温度が閾温より低いと，いつもチャネルが相転移を起こして活動するからだ．

　DNAが，これら二つの「情報」をチャネルの構造（ハードウェア）に書き込んでいる．だが，「情報」といっても，これらは読みだされて外に伝わるようなものではない．

　こうして冷受容器は比較器として働き，人がふだん生活する温度（約0〜50℃）を閾で二つの領域に分ける．受容器が働く温度域と，働かない温度域だ．冷受容器は，温度がチャネルの活動域にはいったときに相転移を起こして活動し，標的細胞にインパルスを送る．

　このとき受容器から標的細胞に伝わっているものは，標的細胞を活性化する引き金としてのインパルスである．温度を示す符号ではない．

6.5 温・冷受容器の遺伝子

温（または熱）受容器と冷受容器の6種類の遺伝子が，ここ数年で明らかになった。これらの受容器は，細胞膜を貫通するイオンチャネルであり，TRP (transient receptor potential) と呼ばれるチャネルグループに属す。

受容器が活動する温度域を，図6.11 に示す。4種の受容器（TRPV1，TRPV2，TRPV3，TRPV4）は，温度が閾より高いときにだけ活動するチャネルである。TRPV1[32]の閾は43℃，TRPV2[33]の閾は52℃と高いので，熱受容器と呼ばれる。

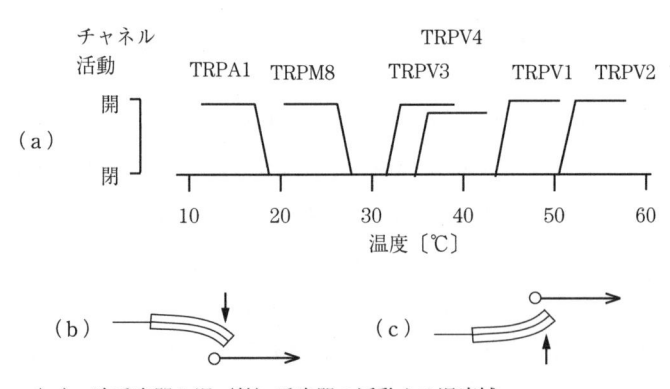

(a) 冷受容器と温（熱）受容器の活動する温度域
(b) 冷受容器は温度が閾より低下したときに活動する比較器
(c) 温(熱)受容器は温度が閾より上昇したときに活動する比較器

図 6.11 温・冷受容器の活動する温度域

TRPV3[34]，TRPV4[35]の閾は温感を生じる温度付近（30〜40℃）にある。そこでこれらは，温受容器と呼ばれる。

2種の受容器（TRPM8，TRPA1）は，温度が閾より低いときにだけ活動するチャネルである[36), 37]。TRPM8 の閾は28℃付近にあり，冷受容器と呼ばれる。チャネルの電気的な性質が似ていることから，私たちが記録した冷チャ

ネルは TRPM8 に相当する。

TRPA1 の閾は約 18 °C であり，冷痛にかかわる冷受容器と考えられている。

これらの温・冷受容器の多くは，温度だけでなく，別の刺激にも反応する多刺激受容器だ。

TRPV1 は，43 °C 以上の温度だけでなく，キャプサイシンと酸（pH）に反応する。TRPV4 は，加温だけでなく，低浸透圧に反応する。一方，TRPM8 は 28 °C 以下の冷却だけでなく，メンソールに反応する。

今までも述べてきたが，温・冷受容器は，温度に対して閾応答を示すこと，多種の刺激に反応することから，温度とチャネル活動は一対一に対応しない。そこで，これらの受容器は，温度をチャネル活動ひいてはインパルス活動の符号に変換するセンサーではない。

温（熱）受容器は，外の温度を受容器の閾と比べ，温度が閾より高いときにチャネル活動を起こす比較器ととらえられる（図 6.11（c））。受容器の内部には，温度が閾から上昇するときに相転移が起こりチャネル活動を生むしくみがある。

一方，冷受容器は，外の温度を受容器の閾と比べ，温度が閾より低いときにチャネル活動を生む比較器ととらえられる（図 6.11（b））。受容器の内部には，温度が閾から低下するときに相転移が起こり，チャネル活動を生む機構がある。

このように，温（熱）受容器・冷受容器は，固有の温度域で働く比較器ととらえるのが，合理的な説明である。

キャプサイシンやメンソールなど化学物質に反応する受容器の比較器としての機能については，次章で考察しよう。

7章 生体にセンサーはない

　今まで，温（熱）受容器・冷受容器は，温度センサーではなく，温度を閾と比べる比較器だと述べてきた。

　ここでは，温度以外の受容器を取り上げる。そして，すべての受容器は，センサーでなく，比較器だと述べる。

　まず，筋の伸張（伸展）受容器，頸動脈洞にある圧受容器など物理的刺激に対する受容器を取り上げる。これらは，筋肉の伸張反射や血圧反射など，調節にかかわる受容器であり，体温調節系と比べられる。

　電位依存性チャネルは感覚にかかわる受容器ではない。しかし，電位に依存してチャネルの活動状態が変わる。そこで，これらのチャネルを電位受容器と位置づけて考察する。

　電位依存性チャネルは，膜電位をチャネル固有の閾電位と比べる比較器と考えられる。すると，活動電位の発生が説明できる。センサーととらえたのでは，活動電位の発生が説明できない。

　冷受容器はメンソールにも反応する。そこで，冷受容器を化学受容器の一例として解析する。化学受容器は，生体の中で起きるさまざまな反応の中で，中心的な役割を演じている。これらは，アゴニスト（作動薬）の「濃度」と「閾」を比べる比較器といえる。

　最後に，細胞内シグナル伝達系を考える。

7.1　伸張受容器は長さ比較器

いすに腰掛けて足を組む。上になった足の力を抜き，その膝下をつち（槌）でぽんとたたくと，膝から下の下腿がはね上がる。これは，膝蓋腱反射として知られる筋肉の伸張反射である（図7.1（a））。

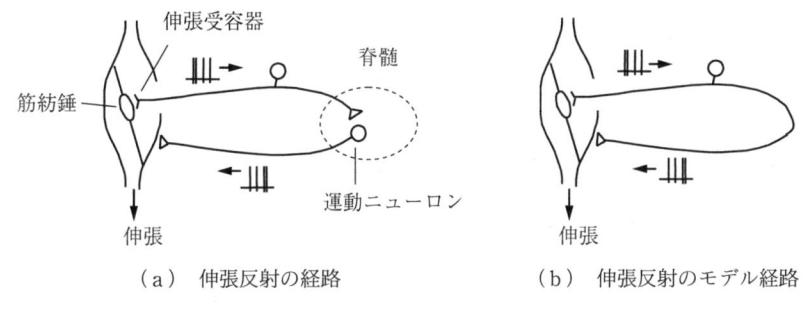

（a）　伸張反射の経路　　　　　（b）　伸張反射のモデル経路

図7.1　伸　張　反　射

膝下をたたくと，太ももの前についている筋肉（大腿四頭筋）が引き伸ばされる。すると，筋肉の中の筋紡錘にある伸張受容器が活動しインパルスを発生する。そのインパルスが，神経線維を伝わって後部から脊髄に入り，同じ筋肉を支配する運動ニューロンを興奮させる。

運動ニューロンに生じたインパルスが，脊髄の前部から出る神経線維を伝わって筋肉に達すると，この筋肉が興奮して短縮し，下腿がはね上がる。

これは，大腿四頭筋が急に引っ張られたとき，筋肉が切断されるのを防ぐため，同一の筋肉を短縮させる伸長反射である。

この伸張反射の調節器は何だろうか。

温・冷受容器で述べたように，今まで，受容器はすべてセンサー（変換器）ととらえられてきた。すると，伸張受容器は筋肉の伸張をインパルスの頻度に変換するセンサーになる。

7章　生体にセンサーはない

　伸張反射が起きるためには，センサーとは別の細胞が反射の調節器（中枢）として働かねばならない。そこで，脊髄に細胞体がある運動ニューロンが反射の調節器といわれてきた。

　今，運動ニューロンを省き，伸張受容器の出力線維を筋肉に直接つないだモデルを考える（図7.1（b））。このモデルでは，筋肉を引っ張ったとき，伸長受容器はインパルスを発生する。そのインパルスは線維を伝わって筋肉に達し，筋肉を収縮させるので，伸張反射が起きる。

　この例でわかるように，運動ニューロンがなくても伸張反射が起きる。そこで，運動ニューロンは反射を調節する中枢とはいえない。伸張受容器からの駆動命令を中継する細胞にすぎない。

　しかし，伸張受容器は，伸張反射に欠かせない（b）。すなわち，伸張受容器そのものが，伸張反射の中枢として働くと，私はとらえる。

　図7.2（a）に，伸張受容器の入出力の関係を模式的に示す。筋肉が閾より伸ばされると，伸張受容器はインパルスを発生する。しかし，筋肉長が閾より短いと，インパルスはやむ。

（a）筋の伸張と伸張受容器の
　　インパルス活動の関係

（b）伸張受容器のシンボル。筋肉の長さが閾を超すとスイッチがつく。

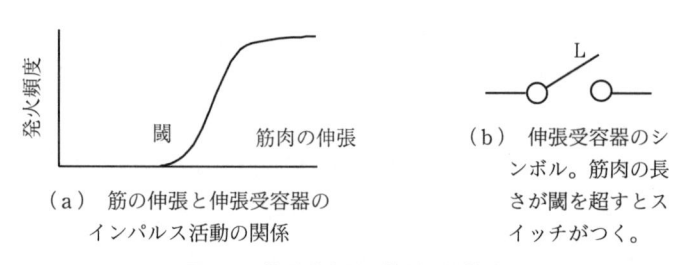

図7.2　伸張受容器は筋長の比較器

　このように，インパルス活動が長さに追従しないのだから，伸張受容器はセンサーとして機能していない。

　そうでなく，伸長受容器は，筋肉の長さと閾を比べ，閾より長くなったときにだけインパルスを発する比較器だ。ここでは，L（長さ）をつけたスイッチを，比較器のシンボルとする（b）。このシンボルは，長さが閾を超すと，ス

イッチがつくことを意味する。

　伸張受容器からの線維が同一の筋肉を標的とするとき（図7.1），伸張受容器は筋肉が閾より長くなるのを防ぐ調節器として働く[2]。

　このようにいうと，伸張反射の中枢性・末梢性制御の存在を無視するとの批判がある。

　確かに，伸張反射の強さは，運動ニューロンに到来する興奮性・抑制性の信号で調節される（図7.3）。例えば，膝蓋腱反射において，反射を起こさないように身構えると，膝下をたたいても，下腿のはね上がりは小さい。

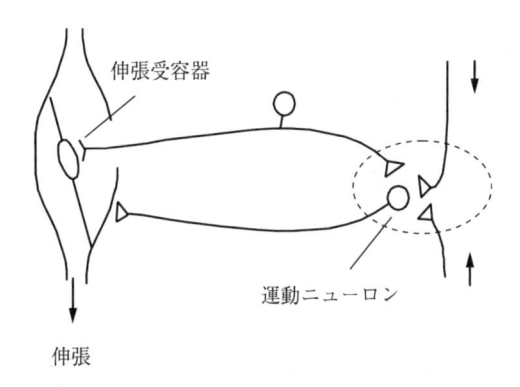

伸張反射の強さは，運動ニューロンに届く信号で調節される。

図7.3　伸張反射の調節

　けれども，運動ニューロンに届く中枢や末梢からの信号がなくても，伸張反射は起きる。そこで，伸張受容器が反射の調節器であることに変わりはない。だが，伸張受容器がないときには，脳から運動ニューロンへの駆動命令があったとしても，伸張反射はけっして起きない。

　そこで，伸張受容器が調節器として働く基本の反射ループがあり，脳などからの入力が反射の強さを修飾しているととらえればよい。

7.2　圧受容器は圧比較器

　頸動脈洞にある圧受容器は，頸動脈の血圧が閾を超えて高くなると求心性にインパルスを発する。インパルスは延髄にある弧束核のニューロンを経由して心臓に達して心臓の収縮力を弱める。この反射の働きで，血圧の過度の上昇が抑えられる（図7.4）。

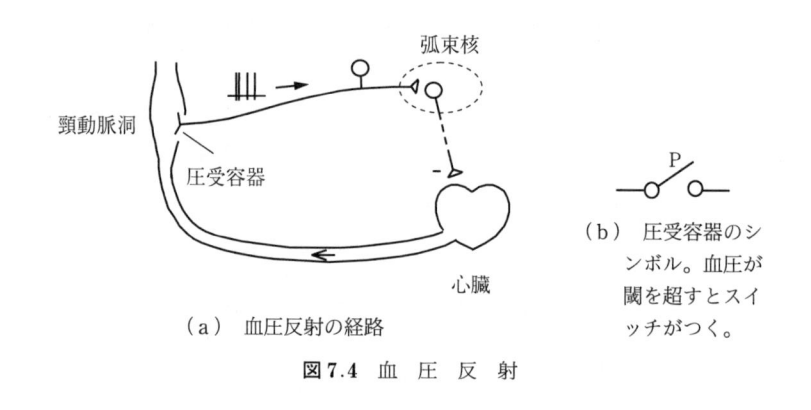

（a）　血圧反射の経路

（b）　圧受容器のシンボル。血圧が閾を超すとスイッチがつく。

図7.4　血　圧　反　射

　この反射を調節する調節器とは何だろうか。圧受容器を圧のセンサーととらえると，それ以外のニューロンが調節器だと考えざるをえない。弧束核は中枢神経系に属すことから，そこにあるニューロンが調節器と考えられてきた。
　今，伸張反射のときと同様に，弧束核のニューロンなど中継細胞を反射弓から取り除き，血圧受容器の出力線維が直接に心臓を抑制する回路を考える。この回路であったとしても，血圧反射は生じる。
　つまり，中継するニューロンは，反射に不可欠ではないので，反射の調節器ではない。そこで，圧受容器は，圧力の符号を中継ニューロンに送るセンサーではない。

　圧受容器は，血圧と閾を比較し，血圧が閾を上回ったときに引き金としてのインパルスを発する調節器である。過度の血圧で生じたインパルスが心臓の収

縮力を弱めるように働くので、過度の血圧上昇が防がれる。血圧が閾より下がるとインパルスの発生が停止し、血圧を下げる作用も消える。

このように、血圧反射においても、圧受容器それ自身が、血圧の調節器として機能する（b）。

弧束核のニューロンなどは、血圧反射の強さを修飾する細胞として働く。

一般に、すべての反射において、受容器は反射の調節器として機能する。

7.3 電位依存性チャネルは電位比較器

7.3.1 電位依存性 Na チャネル

受容器から脳や効果器への連絡は、神経線維上を伝わるインパルス（活動電位）で行われる（図6.5）。

活動電位の発生には、神経細胞の細胞膜にある電位依存性チャネルがかかわる。これらのチャネルは、電位が閾を超すとチャネル活動が高まる。主なものは、Naイオンを通すNaチャネル、カリウム（K）イオンを通すKチャネル、Caイオンを通すCaチャネルである[29]。

活動電位の発生は、その重要性から、電気生理学的に早くから研究がなされた。また、遺伝子の解析から、電位依存性チャネルは、同一ファミリーに属すとわかり、構造も互いに似ている。最近ではKチャネルの構造解析がすすみ、チャネル内部の詳細がわかりつつある。

今まで、電位依存性チャネルは、中に電位センサーを持つといわれてきた。これに対し、チャネルは電位の比較器だと私は唱える。ここでは、主に、Naチャネルを用いて、この見方を説明する（図7.5）。

電位固定法で、Naチャネルを流れる単一チャネル電流を記録する（b）。電位を静止電位（$-70\,\mathrm{mV}$）に保つとき、チャネル活動はない。

静止電位から、ステップ状の電位を加える。閾（約$-50\,\mathrm{mV}$）を超すステップ電位が加わると（a）、チャネルの開閉が始まる（b）。Naイオンの平衡電

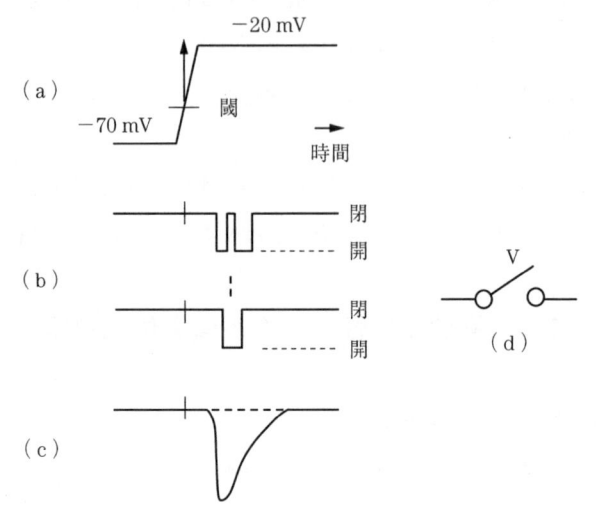

(a) 脱分極刺激
(b) 単一チャネル電流
(c) ホールセル電流（単一チャネル電流の和）
(d) Naチャネルのシンボル（電位が閾を超すとスイッチがつく）

図7.5　電位依存性Naチャネル

位は50 mV付近にあるので，チャネルが開くとNaイオンが外から細胞内に流入する．だが，すぐ（1～2ミリ秒）にチャネルの不活性化が起こり，電位ステップが加わっているのに，活動はやむ．

その結果，チャネル活動の全体を反映するチャネル電流の和（c）は，ピークに達した後，急速に減衰する．かくして，個々のチャネルは電位が加わった直後の短時間（数ミリ秒）だけ活動し，急速に不活性化がすすむ（b）．

このように，チャネル活動（(b)，(c)）は電位変化（a）を正確に反映していない．だから，Naチャネルは，電位をチャネル活動という符号に変換するセンサーではない．

ニューロンの細胞内電位を記録するとき，刺激電位が閾より高くなると，刺激の形によらない定形的な活動電位が発生する（図7.6（b））．活動電位は刺

7.3 電位依存性チャネルは電位比較器

（図：活動電位の発生のしくみ）

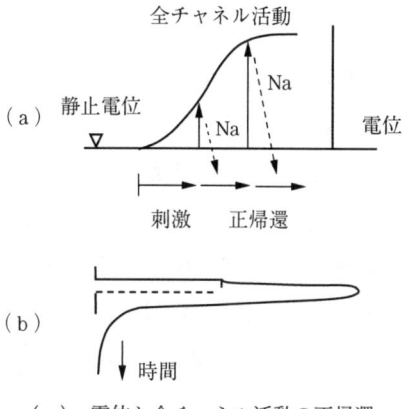

（a）電位と全チャネル活動の正帰還
（b）活動電位

図 7.6　活動電位の発生のしくみ

激電位を反映しないのだから，Na チャネルは入力電位を活動電位の符号に変えるセンサーではない．

Na チャネルもタンパク質であり，タンパク質が機能する（形を変化させる）際に，符号は用いられない．だから，電位を符号に変えるという意味での電位センサーは，チャネル分子の中にない．符号に変換する意味がないからだ．

チャネル活動の閾応答（図 7.5（b），（c））から，Na チャネルは膜電位と閾電位を比べる比較器だと私はとらえる（d）．膜電位が閾電位より脱分極するとき，Na チャネルのスイッチがつき，チャネルの開閉活動を引き起こす．

Na チャネルには正電荷を持つアミノ酸が集まった場所がある．膜電位が閾を超すと正電荷に働く力で相転移が生じ，チャネル活動が始まると考えられる．つまり，Na チャネルでも，相転移による直接的な電位比較が行われる．

7.3.2 電位比較器が活動電位を生む

Na チャネルは電位比較器だと述べた（図 7.5（d））．だからこそ，Na チャネルは活動電位（インパルス）を生むことができるのだ（図 7.6）．

ニューロンの膜電位が上昇すると，NaチャネルのスイッチがO閾電位でつき始める。すると，正に荷電したNaイオンが細胞内に流入し（図7.6（a），破線矢印），膜電位の上昇を引き起こす。この電位上昇が，Naチャネルのさらなる動員と活性化を生む。

つまり，比較器の作る出力（チャネル活動）が，比較器（チャネル）の入力（膜電位）に正に加わる（ポジティブフィードバック，正帰還）。そこで，膜電位は急速に上昇して活動電位（図7.6（b））の上昇相を形成する。

膜電位が平衡電位（約50 mV）に近づくと（b），Naイオンの流入がふえず膜電位の上昇が止まる。すると正帰還がとぎれるので，膜電位はピークをむかえる。

ピークでは，Naチャネルの不活性化が始まる。また，電位依存性Kチャネルが遅れて働きだす。Kチャネルの平衡電位は約－100 mVであり，Kチャネルが開くと電位は急速に低下する。

この過程で，持続時間の短い活動電位（インパルス）が生まれる（b）。このように，Naチャネルを比較器ととらえれば，活動電位の発生が説明できる。

ここで生じた活動電位が静止状態にある隣のNaチャネルを刺激すると，そのチャネルが新たな活動電位を生む。この過程が将棋倒しのように連続して起こり，インパルスが神経線維を伝わる。

Caチャネルは，シナプス伝達の場では不可欠の分子である。Naチャネルの活動電位がシナプスに届き，電位依存性Caチャネルを刺激すると，Caチャネルの活動（出力）が始まる。するとCaイオンが流入し，それがCaチャネルの入力に正帰還をかけるので，Caイオンを担体とする活動電位が生じる。

その結果，シナプス前部の細胞内にCaイオンが大量に流入する。Caイオン濃度の上昇が引き金になり，シナプス小胞に含まれる神経伝達物質が細胞外に放出される。すると，神経伝達物質がシナプス後部ニューロンの受容器に伝わり，そのニューロン活動が調節される。

このように，電位依存性チャネルは，電位センサーではなく，電位の比較器

として動作する。電位比較器だからこそ，神経系や筋肉のインパルス活動，すなわち生体の生命活動が生まれる。

7.4　化学受容器は濃度比較器

冷受容器（TRPM8）は，メンソールにも反応する。熱受容器（TRPV1）は，キャプサイシンにも反応する。舌にある味覚受容器や鼻にある嗅覚の受容器は，食べ物の出す成分に反応する。これらは，いずれも化学物質に反応する化学受容器だ。

一方，私たちの体の中では，さまざまな物質が生合成される。それらの物質の受容器も化学受容器である。神経細胞間のシナプスにおいては，シナプス前ニューロンが出す化学物質がシナプス後ニューロンにある受容器活動を調節する。このように，体の中の反応は，化学受容器を介して行われるものが多い。

ここでは，メンソール受容器を，化学受容器の例として取り上げ，その役割を考察する（**図 7.7**）。

メンソール濃度と受容器出力の関係を示す（a）。横軸は，メンソール濃度の対数目盛りである。化学受容器は，きわめて低い濃度から高濃度までの化学物質に対して反応するので，線形目盛りでは表現しにくい。

そこで，対数目盛りで表現することが多い。ここで，1目盛りの違いは，10倍の濃度の違いである。

縦軸は，出力の最大値を100としたときの割合である。すると，メンソール濃度が閾を超えて上昇するとき，出力は，おおよそS字状の曲線をたどって上昇する。しかし，濃度が閾以下では，この受容器は応答しない。

今，横軸を通常の線形目盛りに直すと，高濃度の点ほど右に移動し，グラフの形は一変する。この図に見られるように，メンソール濃度が高くなると，受容器の出力はすぐに飽和する（b）。

つまり，この受容器は，低濃度（0.001ミリモル/l）のメンソールでは閾応答を示し，高濃度では飽和する。出力がメンソール濃度（横軸）に正確に追従

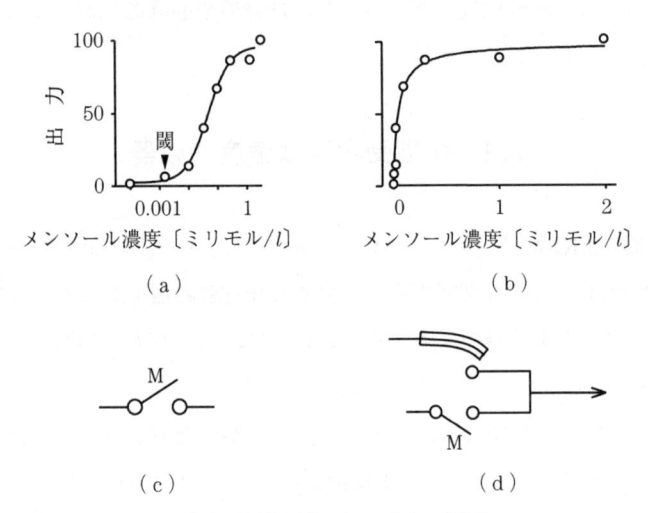

(a) メンソール濃度（対数目盛り）と出力の関係
(b) メンソール濃度（線形目盛り）と出力の関係
(c) 化学受容器のシンボル（濃度が閾を超えるとスイッチがつく）
(d) 冷受容器はメンソールスイッチと温度スイッチで表現できる。

図7.7　化学受容器は比較器

しないので，この受容器はメンソール濃度のセンサーではない。この受容器は，メンソール濃度を閾で二つの領域に分割して比べる比較器であり，濃度が閾より高い領域にはいるときにだけ活動すると，私はとらえる。

メンソール受容器を表現するため，Mの字をつけたスイッチを受容器のシンボルとする（c）。メンソール濃度が閾を超えるとスイッチがつく。その受容器がニューロンに発現しているときには，受容器が働くとニューロンはインパルスを出す。

こうして，化学受容器も，センサーでなく，比較器だといえる。

さて，メンソール受容器は，メンソールだけでなく，冷却にも反応する。つまり，化学受容器と温度受容器の両方を持つ。これを表現するシンボルを，（d）に示す。このシンボルでわかるように，受容器は低温でもスイッチがつくし，メンソールでもスイッチがつく。

7.5 代謝型受容器

　興奮性シナプス伝達の主要な伝達物質はグルタミン酸である。この受容器には，イオンチャネル連結型受容器と代謝型受容器の2種がある。
　前者は，受容器とイオンチャネルが同一の分子である。
　後者は，受容器とイオンチャネルが別の分子であり，細胞内の代謝系を介して受容器とチャネルが連絡する（図7.8）。いわば，受容器によるチャネル活動のリモートコントロールである。

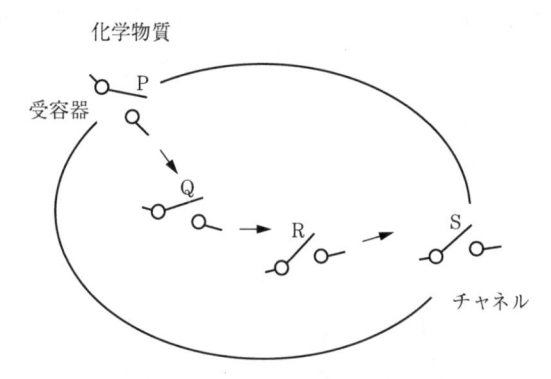

化学受容器やチャネルをスイッチのシンボルで表す。化学物質の濃度が閾を超すと，それぞれの受容器のスイッチがつき，化学反応が将棋倒しのようにすすむ。

図7.8　代謝型受容器のしくみ

　この過程は，今まで，細胞内シグナル伝達やシグナル変換といわれてきた。では，シグナル伝達とは何を意味するのか。シグナル伝達とは，最初の受容器に加わるグルタミン酸濃度の情報が，異なる符号に等価変換されて伝わることを意味するのだろうか。いや，そうではない。
　代謝過程の最終のステップに，グルタミン酸濃度のメーターはない。もちろん，濃度表示を読む人もいない。だから，この代謝系は，グルタミン酸の濃度

を測るための測定系ではない。ここでのシグナルは，グルタミン酸濃度の情報を伝える符号ではない。

濃度の情報が伝わらないのだから，この代謝過程をシグナル伝達やシグナル変換と呼ぶのは誤解のもとだ。これらの用語を使用しない方がよい。

化学受容器は，濃度を閾と比較し，濃度が閾より高いときに出力を作る比較器だと説明した（図7.7）。そこで，初段の受容器から下流につながる受容器はすべて比較器であり，スイッチの連鎖として表現できる（図7.8）。化学物質の濃度が閾を超すと，それぞれの受容器がスイッチをつける。すなわち，この系では，スイッチの連鎖的な活動が将棋倒しのように進むのだ。

こうして，細胞に加わるグルタミン酸の濃度が閾を超すと，初段の受容器が活動し，最終段のチャネル活動につながる。つまり，代謝型受容器においても，センサーはまったく使われていない。

8章 脳が作る感覚世界

　生理学では，エイドリアン以来[11]，受容器は体の外の物理量を神経インパルスという符号に変換するセンサーであり，その符号が脳に送られて感覚になると説明してきた。つまり，感覚系は，体の外の物理量を脳の中にコピーする機械（あるいは測定器）のようなものだといってきたのだ（図1.2）。

　これに対し，7章までに述べたように，受容器は外の物理量を閾と比べる比較器だと，私は明らかにした[2), 3)]。例えば，皮膚の冷受容器は，温度を閾（約28℃）で二つに分ける。温度が閾より低い温度域にはいるときにだけ，冷受容器は活動してインパルスを出す。

　どの受容器が出すインパルスも，標的細胞を活性化する引き金である（図1.3，1.4）。標的には固有のしくみ（ヒーターや感覚を生む「情報」）があらかじめ備わっており，インパルスが引き金となってそのしくみが発現する。脳の標的で行われることはそれだけだ。脳の標的は，符号を解読するのではない。

　すると，感覚のしくみは一変する。受容器が出すインパルスは，体の外の「情報」を脳に運ぶ符号ではない。感覚系はコピー機のようなものではなくなる。「センサー説」から「比較器説」への転換とは，感覚を生む「情報」のある場所が，体の外から脳の中に移ることを意味する。これは，生理学におけるコペルニクス的転回ともいうべき変化である。

　これからの章では，受容器は比較器だとの前提に立ち，感覚の新しい枠組みを説明する。その主な内容は，私たちの心を生物学の中心に位置づけることだ。8章は，感覚の総論である。9〜13章で，感覚の各論を述べる。14章で

は，感覚についての本書の見方をまとめる。

8.1 大脳皮質の感覚野

受容器が出すインパルスが届く脳をまず見ておこう（図 8.1）。人間の脳は丸いもので，私たちのずがい骨の中におさまっている。脳の表面に，しわのある大脳皮質がある。脳は，まんなかで左脳と右脳に分かれている。左脳，右脳のどちらの大脳皮質にも感覚野がある。感覚野は，体性感覚野，視覚野，聴覚野など，感覚の種類ごとに離れた場所にある。

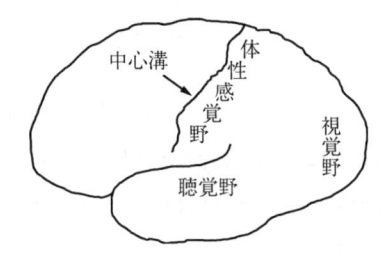

体性感覚野，聴覚野，視覚野などは，異なる場所にある。

図 8.1 大脳皮質の機能局在

皮膚や耳，目などにある受容器から出ている神経線維の路は，途中でニューロンを交換しながら進み，大脳皮質のそれぞれの感覚野に向かう。その路は，最終的に，感覚野の標的ニューロンに届く（図 2.1）。

皮膚の受容器から体性感覚野につながる路は，脊髄で左右が交差する。そこで，左半身の皮膚からの線維は右脳の体性感覚野に，右半身の皮膚からの線維は，左脳の体性感覚野に到達する。

体の外からの刺激が加わると，どの受容器もインパルスをニューロンに引き起こす。インパルスは，それぞれの路を伝わって脳に届き，標的となるニューロンの興奮（ニューロンがインパルスを出すことを興奮と呼ぶ）を引き起こす。

ネコ，トリ，サカナは，脊椎動物であり，受容器から脳への路は，人間と似ている。ミツバチ，線虫は無脊椎動物であり，脊椎動物のような立派な脳はな

い。しかし，受容器から，脳に相当するニューロン群への路はある。

センサー説と比較器説では，それぞれが予想する脳の内容はまったくちがう。センサー説では，体の外の物理量の符号が脳に運ばれるという。だから，感覚を生む「情報」は，脳にはない。

一方，比較器説では，比較器が出すインパルスは脳を駆動するための単なる引き金である。だから，感覚を生む「情報」は，脳にうまれつき備わる（図1.3，1.4）。

8.2 哲学と生理学

「自己」や「心」は，これまで哲学や心理学の研究対象だった。

生理学は，「自己」や「心」を取り扱ってこなかった。しかし，「歯が痛い」との感覚は自分の心に生まれるものだ。だから，「自己」や「心」を前提にしないで，感覚の説明はできない。今までの枠組みをかえない限り，感覚のしくみはけっして明らかにならない。

これに対し，本書では，「自己」や「心」を生理学の中心に位置づけようとしている。すなわち，脳の機能とは「自己」や「心」を生むことだと述べる。本書の後半の目的をひとことでいうと，「生命科学の手法で自己を解明する」ことである。「生命科学の手法で」を除くと，「自己を解明する」ことになる。これは，今まで哲学が行ってきたことにほかならない。つまり，哲学は，感覚研究の先輩にあたる。

ここでは，哲学が，「自己」や「心」をどうとらえてきたかを見よう。そして，哲学と生理学との関係を考える（図8.2）。哲学も生理学も感覚を調べてきたのだから，両者の接点があるのは当然だ。

8.2.1 経験論と生得説

哲学は，「もの」とは何か，「ものを把握する自分とは何か」などの問いを問

い続けてきた。その中で，哲学は，「経験論」と「生得説」との対立軸を作りだした（図8.2（a），（b））。哲学の歴史とは，両者の対立の歴史だったといってもよい。

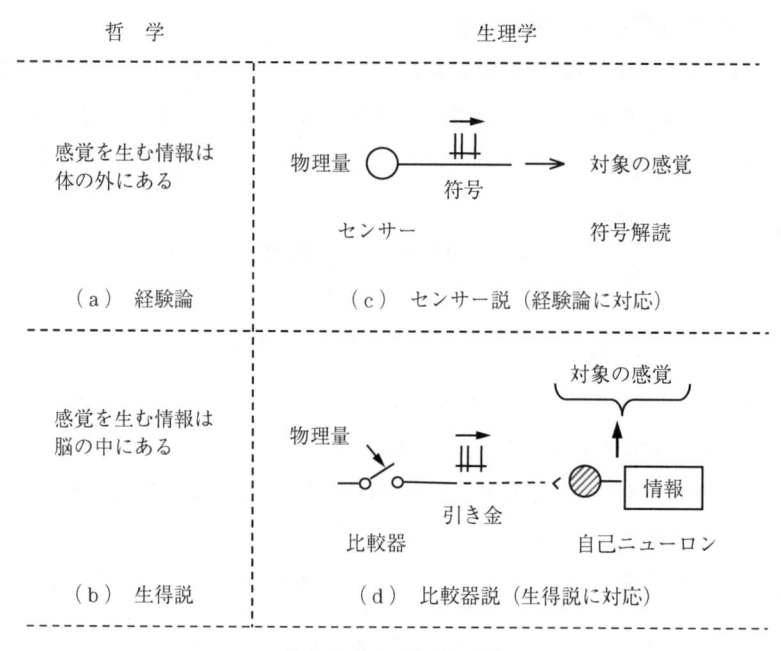

```
        哲　学                    生理学

感覚を生む情報は      物理量  ○—‖‖→  対象の感覚
体の外にある                    符号
                     センサー            符号解読

  （a）経験論         （c）センサー説（経験論に対応）

感覚を生む情報は      物理量  ／○---◎─[情報]  ↑対象の感覚
脳の中にある                引き金
                      比較器          自己ニューロン

  （b）生得説         （d）比較器説（生得説に対応）
```

図8.2　哲学と生理学

「経験論」では，感覚を生む情報は体の外にある。それが脳にコピーされると感覚が生まれると説く。これに対し，「生得説」では，情報は生まれつき脳の中にあり，外からの刺激で脳の情報があらわになったとき，外のものについての感覚が生まれると見る。

こう書くとわかるように，生理学の「センサー説」（c）は，「経験論」（a）に対応した見方だ。一方，私の「比較器説」（d）は，「生得説」（b）に対応する。ここでは，「経験論」と「生得説」の流れをおおまかにつかみ，「センサー説」と「比較器説」の対応を考える。

なお，哲学では，「知識」ということばがよく用いられる。しかし，本書で

8.2 哲学と生理学

は，一般性を持たせるため，「情報」ということばを使うことにする。

広辞苑によれば，情報とは，「あることがらの知らせ」である。体の外の対象を「私たち自身」に「知らせる」のが感覚の役割だ。一方，知識とは，「ある事項について知っていること」だ。どちらも，私たち人間が「知る」ことである。そこで，この場合に「情報」を用いるのは，妥当であろう。「情報」は，感覚だけでなく，私たちの心の内容を説明するのに有効なことばといえる。

あることがらを「知る」のは「自分」である。本人がいないときに，あることがらをその本人に知らせることはできない。自分がいないと，「感覚」できないのと同じだ。このように，あることがらを知るにも，対象を感覚するにも，本人の存在は不可欠だ。

経験論と生得説の対立は，紀元前5～4世紀のギリシャにさかのぼる。今からおよそ2500年前だ。つまり，この対立は，西洋哲学の発祥とともに生まれている。

ソクラテスの弟子であったプラトンは「生得説」に近い見方を説いた[38]。すなわち，正しさ，美しさ，善さなどの世界（イデアの世界）が私たちの中にあるという。体の外の物理世界には物理量しかない。だから，イデアを生むしくみと，生まれたイデアは，私たちの脳の中にあるにちがいない。

一方，プラトンの弟子アリストテレス[39]は，プラトンを批判し，「経験論」に近い見方を唱える。「もの」の色や形は，「もの」が持つ性質だという。例えば，赤いリンゴも黄色いリンゴも体の外にある。その色は，リンゴが持つ性質だ。これは，私たちがリンゴを見るときに感じている普通の見方である。

17世紀，「生得説」と「経験論」がはっきりした姿を現す。フランスの哲学者デカルトは，「感覚」を生む「情報」は，生まれつき（生得的に）私たちの脳（松果腺）にあるという[4]。体の外の対象からの刺激がきっかけで脳が働くとき，その「情報」があらわになり，外に対象があるとの感覚が私たちの中に生まれるという（図8.3（b），本書の冒頭参照）。

ドイツの哲学者カント（18世紀）も「生得説」の流れにある。彼は，経験

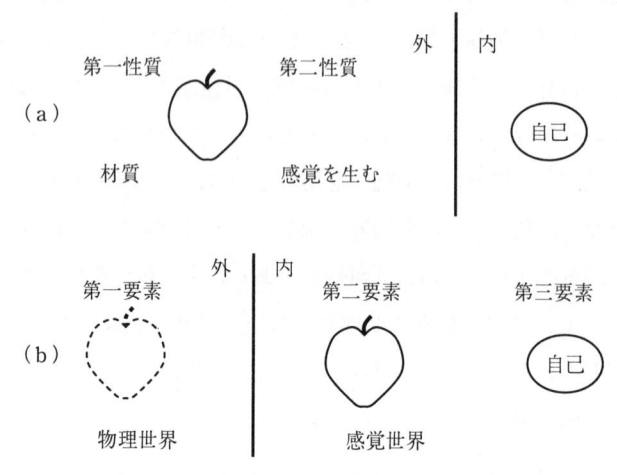

(a) 経験論（世界は一つしかない）
(b) 生得説（物理世界と感覚世界の二つの世界がある）

図8.3　ものの見方

に先立つ（先験的という）能力が脳にあるからこそ，私たちには外のことがわかると主張する[40]。また，体の外にある「もの自体」を知ることはできないという。カントの「もの自体」は，私のいう「物理世界」のものに対応する。

体の外に現実にあるのは，物理世界であって感覚世界ではない，と気づいたのは生得説だった（図8.3（b））。そして，科学・技術は，さまざまな物理量を人工のセンサーで測定することで，体の外に物理世界があることを実証している。つまり，私たちのまわりには，物理世界と感覚世界の二つの世界がある。

これに対し，イギリスの哲学者ジョン・ロック（17世紀）は，デカルトの生得説を批判して，「経験論」を説く。

人間の脳に生まれつきの「情報」があることを，ロックは認めない（図8.3（a））。人間が生まれたときに脳に持つのは白紙（タブラ・ラサ）だという。体の外の「情報」が目や耳などの感覚器を介して脳にはいり，脳の白紙に

8.2 哲学と生理学

コピーされる。感覚で得られた経験が，知識になると説く。つまり，私たちのまわりには，世界は一つしかない。

経験論によれば，ものは二つの性質を持つ（図8.3（a））。一つはものの材質など物理・化学的性質で，第一性質と呼ばれる。もう一つは，例えば，赤いリンゴだとの感覚を私たちに引き起こす性質で，第二性質と呼ばれる。第二性質が目にはいるので，私たちには赤いリンゴが見えると説明する。

しかし，ロックの説明は矛盾している。彼は，「赤い」リンゴが外にあるとはけっしていわない。「赤い」と感じるのは，私たちの心だからだ。リンゴは，「赤い」という感覚を引き起こすが，「赤くない」のだ。

では，リンゴの第二性質とはどんなものか。ロックの説明はない。だが，「赤くない」ものを脳の白紙にコピーしても，「赤い」リンゴが生まれるはずがない。

実際には，開いた目に電磁波が飛び込むとき，目の前に赤いリンゴがあると私たちは感じる。だから，「赤い」と感じるしくみは，脳の中にある。ロックのいう第二性質とは，特定の波長（私たちが赤いと感じる）の電磁波を出す何かだったのだ。つまり，体の外のリンゴに色はついていない。

ロックは，「生得説」を批判して，「経験論」を主張したはずだ。だが，実はちがっていた。驚いたことに，ロックは「生得説」に基づいて感覚を説明していたのだ。「経験論」という「看板」にいつわりありだ（「人間知性論」[12]を読んで「看板」のいつわりに気づくのは，容易でなかった）。このことは，哲学や自然科学に混乱を引き起こしている。

そうはいっても，アリストテレスの説明は，「赤いリンゴが外にある」と感じる私たちの現実の経験に近い。私たちの通常のものの見方は，2500年前のアリストテレスの説明にそっくりである。（そう感じさせるのが，動物が発明した感覚のしくみだ。私たちは，外の物理世界の代わりに，仮想の感覚世界を脳の中に立ち上げ，その感覚世界を経験する。だから，赤いリンゴが外にあると感じるのだ。）

そこで,「経験論」の説明が一般に受け入れられてきた。外にある対象が形や色を持つと考えるのは,ものがすべてだととらえる現代の風潮にあう。今は,経験論の方が（正当な根拠がなくても）いきおいがある。

こうして,その後も,生得説と経験論の対立が続く。

8.2.2 生 理 学

哲学の流れに対し,生き物のしくみを実験的に調べる医学・生物学が17世紀ごろから生まれてきた。中でも生理学は,外の対象と脳との関係を解析してきた。今では,脳科学,分子生物学がその研究分野に参入している。

すなわち,生得説と経験論の対立に決着をつける実証的な研究の準備が整ってきた。だが,生得説と経験論は,生理学の枠組みにも影響を及ぼした。その結果,今までの生理学には,この対立に決着がつけられないでいる。

〔1〕 脳 の 働 き

ドイツの生理学者ヨハネス・ミュラーは,19世紀,感覚神経には感覚のラベルがついているとの「ラベルつき線路説」（今ではこう呼ばれている）を説く[41]。感覚器から脳に向かう神経線維を刺激すれば,刺激の種類を問わず（電気刺激であれ),その神経線維に固有の感覚が生まれると説明する。

これは,神経線維が届く脳の標的に,「感覚」を生む「情報」がもともと備わることを意味する。つまり,生得説の見方にほかならない。

「ラベルつき線路説」は,人工内耳の実用化につながった。内耳に挿入した電極で聴神経を電気刺激すると,それだけで音が聞こえる。これは,音が聞こえるとの感覚を生む場所が脳にもともと備わることを示す。もし,そのような場所が脳にないなら,聴神経を電気刺激しても,音が聞こえないからだ。

カナダの脳外科医ペンフィールド[42]は,20世紀の前半,意識のある患者の脳を電極で刺激し,五感を生む「情報」が大脳皮質に分散して存在することを直接的に示した。これは,生得説を支持する結果といえる。

20世紀のなかばには,遺伝子の実体がDNA（デオキシリボ核酸）と呼ばれ

る物質であり，細胞核の染色体にあるとわかった。DNAは，アデニン（A），グアニン（G），シトシン（C），チミン（T）という4種類の塩基がさまざまな並びでつながった細い線維である。

私たちの体を作るタンパク質は20種類のアミノ酸のさまざまな並びでできている。DNAの3個ずつの塩基の並びが，20種類のうちの1種のアミノ酸を決める。現在では，人間や多くの生き物のゲノム（遺伝情報のすべて）の塩基配列も読まれた。

14.5節で述べるが，私たちがこの世に生まれるとき，感覚や運動能力など人間として生きるためのさまざまなしくみを持って生まれる。

これらの能力を遺伝で受け継ぐからこそ，私たちは人間の赤ん坊として生まれることができる。何も書いてないまっしろな紙を脳に持つ赤ん坊が生まれることなど，ふつうはありえない。

脳に加わる破壊や刺激が引き起こす心の変化など，実証的な研究がすすむにつれ，感覚を生むしくみが脳に備わるとの「生得説」を支持する結果がましている。

〔2〕 受容器の役割

（a） センサー説

これまで述べたように，イギリスの生理学者エイドリアンは，「センサー説」を唱えた[11]。彼は，物理量が加わったときに受容器が出すインパルスを感覚線維から記録した。そして，受容器は，体の外のメッセージを暗号としてのインパルス列に直して脳に送り，それが脳で解読されて感覚になるとの見方を説く（図8.2（c））。

これは，「経験論」に近い説明だ。

ジョン・ロックは，体の外にあるものの第二性質が何かを説明しなかった。これに対し，受容器に加わるものは，はっきりしている。温度，化学物質，空気波，電磁波などの物理量である。しかし，物理量そのものは，無味乾燥なものだ。だから，物理量をコピーしたのでは，けっして感覚にならない。

物理量が加わると，どの受容器も神経線維にインパルスを引き起こす。イン

パルスに感覚種による違いはない。そこで，インパルスを受けても，どの受容器からどんな情報がきているのか，脳にはまったくわからない。

感覚種ごとの質の違いを説明するため，エイドリアンは「ラベルつき線路説」を彼の本の最後に持ちだす（図8.2（c））。すなわち，感覚の質を「生得説」で説明する。

言い方を換えると，エイドリアンは，受容器の働きを「経験論」で，心に生まれる感覚を「生得説」で説明した。まさに，「木に竹を接ぐ」ような説明である。このねじれ現象，つまり「経験論」と「生得説」の妥協の産物が，生理学に今も混乱を生む。

センサー説に基づく生理学は，「経験論」と「生得説」の対立に終止符を打つどころではない。上に述べたように，あたかも両者に対立がないかのように説明したのだ[11]。しかしながら，これで感覚が説明できるわけではない。彼の本には，哲学と生理学の葛藤が書いてある。

だが，エイドリアンの説明は，ノーベル賞の後押しもあって，本質的な批判のないまま，現代の生理学に受け継がれている。

エイドリアンが仮説を提出しておよそ80年がたつが，感覚の説明は本質的な点では一歩も進んでいない。これは，センサー説の枠組みが不適切だからだ。枠組みを変えない限り，感覚の説明はできない。

(b) 比較器説

センサー説に対抗するものが，本書の比較器説（図8.2（d））である。これまで見てきたように，受容器は物理量のセンサーではない。受容器はすべて比較器である。比較器は，物理量が比較器の動作領域にはいったときにだけインパルスを出す。そのインパルスは，標的の細胞をたたく引き金だ。

受容器は，物理量の「情報」を，暗号−解読系で脳に伝えるのではない。受容器の出すインパルスが脳の標的ニューロンの活動を引き起こすとき，対象についての感覚が私たちの心に生まれるのだ。このことは，感覚を生む「情報」が脳の標的ニューロンにあらかじめ備わることを示す。

こうして，比較器説は，経験論でなく，生得説の側に軍配を上げる。

8.3 感覚の三要素

ここで，私たちのものの見方をまとめておこう。経験論（図8.3（a））では，ものは二つの性質を持つと考えてきた。一つは第一性質であり，材質の物理・化学的な性質だ。もう一つは第二性質であり，赤いリンゴなどの感覚を生む性質だ。これら二つの性質を持つものが，体の外にあると見る。

これは，私たちが日常的に経験しているものの見方に似ている。体の外に感覚を生む情報があるととらえるからだ。

しかし，これまでも述べてきたように，物理世界にあるのは，ものや化学物質，電磁波などの無味乾燥な物理量である。暑さ・寒さ，におい，味，音，光などは，体の外にはまったくない。ものが持つと感じるこれらの性質は，心に生まれた仮想的な感覚世界にあるものの性質だ。

こうして，感覚が生まれるための三つの要素を，私は次のように整理する（図8.3（b））。

第一要素：体の外の物理世界
第二要素：「心」に生まれる感覚世界
第三要素：感覚する「自己」

この分類は，カントの分類に似ている[40]。第一要素の物理世界は，カントの「もの自体」に対応する。私たちは，物理世界を感覚でとらえることはけっしてできない。

第二要素の感覚世界は，カントの「感覚界」に対応する。

第二要素の「心」と第三要素の「自己」は明確に区別されず，どちらも「心」だととらえている場合が多い。だが，心と自己は別ものだ。心とは感覚世界を生みだす場所のことで，いわば舞台（私たちが外にあると感じている世界）だ。一方，自己は，舞台の演劇を鑑賞する主体である。

しかし，その主体は，物理世界を操作することで感覚世界にもちょっかいを

出すのだから,「自己」とは,いわば舞台監督のような人のことである。

　感覚があるのは,もちろん,人間だけではない。ネコ,ネズミ,トリ,サカナなどの動物にも,耳や目があり,聴覚や視覚がある。人間を含めた動物は,系統発生上,起源が同じだ。だから,私たちと動物の共通の祖先が,体の外を知るためのしくみを作ったにちがいない。

　かくして,動物は,動物版の「感覚の三要素」を持つ。動物における第三要素は,人間の「私」に相当するもので,動物の自己である。「わがはいはネコである」の「わがはい」のことだ。

　感覚世界は,体の外にある物理世界とはまったく異なる世界だ。だから,感覚世界を自己の心に生むしくみは,進化の途上で動物が生みだした大発明といえる[43]。人間は,ネコ,トリ,サカナ,ミツバチ,線虫などの動物と同様に,心に生んだ感覚世界で,体の外の対象をとらえる。

　これに加え,人間だけは,測定器を用いて物理世界を直接的に測る(図1.2)。

8.4　五感の世界

　以上の考察を踏まえて,これから五感を考えていこう(図8.4)。今も述べたように,物理世界にあるのは,ものや温度,化学物質,振動源が出す空気波,ものに反射する電磁波などの物理量だ(a)。物理量は無味乾燥なもので,私たちの心に生まれる感覚とは別ものだ(序章,1章)。

　体の外の物理量が皮膚,口,耳,目などに届くと,どの受容器もインパルスを神経線維上に出して対応する脳の場所を刺激する(b)。そのとき,感覚世界が私たちの前に立ち上がり,体の外にある対象が冷たい,味やにおいがする,川の音が聞こえる,青い空が見える,などの感覚(c)が,私たちの心に生まれる。

　日常の経験からすると信じがたいが,私たちがふだん経験している世界は,実は,物理世界ではない。私たちの心に生まれた感覚世界なのだ。体の外の物

8.4 五感の世界　113

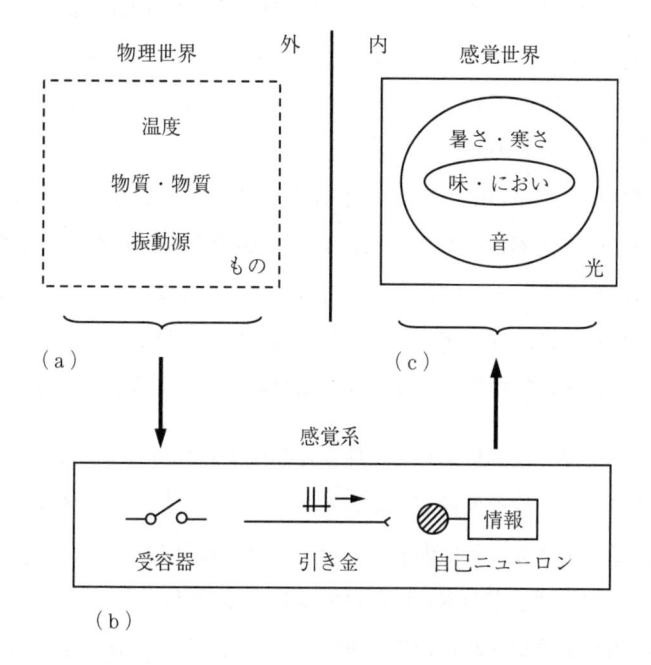

(a) 物理世界（もの，温度，化学物質，空気波，電磁波がある）
(b) 感覚系（物理量に反応して受容器はインパルスを出す，脳の標的には対象の感覚を生む情報がある）
(c) 感覚世界（物理世界に反応して脳が生んだ世界）

図8.4　比較器説による感覚のしくみ

理世界にあるのはすべて無味乾燥な物理量である。

　物理世界そのものを自分たちの感覚で経験することはけっしてない。生き物は，体の外の物理世界を把握するために，自分自身の中に感覚世界という仮想空間を作ったのだ。

　物理世界とはまったく異なる感覚世界を心に生むのだから，感覚世界を生むすべての「情報」は，生得的に脳に備わることになる（b）。

　しかも，その「情報」が発現するときには，感覚の主体である自己が必ず登場する。歯の痛みという感覚それ自身が，単独で生まれることはない。

これまで述べたように，受容器はそこに加わる物理量の比較器であり，その活動が神経線維に生みだすインパルスは標的を活動させる引き金だ。だから，そのインパルスが脳の標的ニューロンをたたきさえすれば，「情報」が発現し，感覚世界が「私たち」の前に立ち上がることになる。

感覚世界は私たちの心に生まれた仮想的な世界であり，現実の物理世界ではない。だが，感覚世界は体の外に実際にあるかのように私たちには感じられる。例えば，私たちが手を伸ばすと，机の上に「見えている」コップに確かに手が届く。私たちは，コップを口に運び「温かい」と感じるコーヒーを飲む。つまり，感覚世界は物理世界とぴたりと重なるように，うまくできている。

体の外の物理世界は，私たちとは独立に存在する。科学技術は，人工のセンサーで測ることで，物理世界があることを実証してきた（もちろん，人間がいなければ，このようなことは理解できなかったことだ）。

一方，感覚世界は，当の本人にだけ生まれるものだ。耳や目をふさげば，体の外からの刺激が遮断されるので，音や色の感覚は私たちから消える。私たちが眠れば，感覚世界も消え，本人の中の時間もなくなる。

かくして，感覚世界は，本人に全面的に依存する世界である。繰り返すが感覚世界は，外を把握するために私たちが作った仮想的な世界である。

ネコ，サカナ，ミツバチ，線虫などにも感覚はある。それぞれの生き物が作る感覚世界は，動物に特有の感覚世界である。体の外にある同じものを見ていても，ちがう生き物なら，ちがったように見える。ミツバチには，紫外線を出す花が見えるらしい。だから，私たちが見ているお花畑と，ミツバチの見ているお花畑はちがう[43]。

私たちの心に生まれる感覚世界（いつも経験している世界）は，単一の空間だと私たちは思っている。だが，実は，感覚ごとに大きさも性質もちがう個別の世界である（図8.4（c））。

皮膚感覚の世界は，ものが皮膚に触れられたと感じる場所であり，物理世界の皮膚表面に対応する。味覚の世界は，食べ物の味がすると感じる場所であ

8.4 五感の世界

り，物理世界の舌の上にしかない。嗅覚の世界は，においがすると感じる場所であり，物理世界の鼻の粘膜の周辺の化学物質がただよう空間だけだ。

私たちは，耳に届く空気波を聞いているのではない。空気波を出す振動源が音を出すと感じるのだ。デカルトのいうとおりである[4]。だから，聴覚の世界は，音が聞こえると感じる振動源のある範囲であり，自分を中心とした半径数百メートルの物理世界に重なる。

私たちは，目に届く電磁波を見ているのではない。電磁波を出すものが色や形を持つと感じるのだ。そこで，視覚の世界は，見えると感じるものがある範囲であり，遠くの山や空の星がある物理世界にまで広がる。

このように，五感の世界は，物理世界の一部にそれぞれ重なるもので，感覚種ごとに異なる世界だ。

これらの感覚世界は，自分自身が内側から感じるときの感覚空間の広がりである。しかし，その感覚世界を外からながめたとき，感覚世界はきわめて小さなものとわかる。感覚世界は，脳の中の個々のニューロンの中にある。

それにもかかわらず，自分の内側から見る感覚世界が，外の物理世界と重なると私たちは感じるのだ。生き物が脳に生む感覚世界は，私たちの想像を超えるしくみでできる。

私たちが感じる五感の世界は，ふつう，互いに独立している。感覚は，単独でも同時にも立ち上がる（五感が独立でないと感じる人がまれにいる。これは共感覚といわれるもので，9.4節で議論する）。

一つのものに対していくつかの感覚が立ち上がるとき，感覚は互いに矛盾しないようにできている。川が流れているとき，私たちには川の音が聞こえ同時に川の流れが見える。

ものが示す時間的・空間的な性質が，いろいろな感覚で一致するなら現実感がます。私たちは，五感を動員することで，体の外の世界を確実に知ろうとしている。

8.5 感覚に姿・形はない

　では，物理世界に重なる感覚世界とは，そもそも，どんなものか。ここでは，感覚世界そのものを考えよう。

　私たちの体や脳は，目に見える姿・形を持つ。物理的な実体である。しかし，脳が心に生む感覚世界には，姿・形がない。冷たさが皮膚に生じたと私たちが感じても，その「冷たさ」を取り出して，それを見せるわけにはいかない。味やにおい，音，光も，私たちの心に生まれたもので，どの感覚にも姿・形はない。

　感覚の主体としての「自己」（第三要素）にも，姿・形はない。もちろん，「自己」を取り出して，それを見せることはできない。

　このことが，感覚の研究を難しくしている。私たちに生じた「冷たさ」を明らかにしようにも，「冷たさ」という感覚をたたいてその硬さを調べたり，「冷たさ」という感覚に触れて感触を確かめたりすることはできないのだ。つまり，外からものを調べるような方法では感覚を明らかにすることはできない。

　これは，人間以外の生き物にも当てはまる。ネズミやトリ，サカナ，ハエも，体の外の物理世界を視覚でとらえているはずだ。だが，動物の脳のニューロンを顕微鏡で拡大しても，脳に生まれているはずの感覚世界や，感覚の主体を，私たちは観察できない。

　しかし，姿・形がないからといっても，「心」や「自己」の存在を否定できない。それどころか，体の外の世界を私たちがとらえる手段は，感覚のほかにない。感覚世界は，朝の目覚めから，夜の眠りまで，体の外の物理世界をとらえるために休まず立ち上がっている。

　もしも私たちに感覚がないと，私たちは体の外をとらえることがいっさいできない。音の感覚世界がないと，会話もできないし，音楽を聴くこともできない。色（光）の感覚世界がないと，まわりを見ることができない。本を読むこ

とも，科学の実験を行うこともできない。

　私たちは，物理世界の物理量を測定器で測る。しかし，1章で述べたように，それにも条件がある。測定器の目盛りを読み，目盛りの意味が理解できてはじめて，私たちには物理量がわかる。そもそも物理量を測ることができるのは，私たちに感覚があるからだ。つまり，感覚は，人間活動にとって一義的に重要なものだ。物理世界のものを測ろうとしても，感覚がないと測れない。

　日常生活だけでなく，芸術や科学を含めた人間の活動は，心に生まれる「感覚世界」とそれを感じる「自己」があってはじめて可能となる。

　感覚の重要性は，人間だけに限らない。野生の動物にとっては，敵の接近など体の外を知覚することは，生き物の生死を分ける重要性を持つ。

　「感覚世界」や「自己」に姿・形はないが，人間が生きる上では，不可欠のものだ。

8.6　重力に姿・形はない

　心に生まれる「感覚」や，感覚する「自己」には，姿・形がない。そして，姿・形のないものが，生き物の中心的な存在だと述べた。すると，それは，生き物だけの特殊事情だと，あなたは思うかもしれないが，そうではない。

　自然科学の代表格である物理学でも，姿・形のないものが中心的な存在なのだ。ニュートン（17世紀）が発見した万有引力（重力）は，その好例である（図8.5）。

　重力はものとものが引き合う力だが，重力を目で見ることはできない。しかし，目に見えなくても，重力は存在する。地球が太陽から離れないのは，地球と太陽の間に働く万有引力があるからだ。重力と遠心力がつりあうので，地球は太陽のまわりを規則正しい周期でまわる。

　かくして，重力の発見が，天動説から地動説への転換を決定的にし，私たちが住む世界の天と地をひっくり返したのだ。

8章 脳が作る感覚世界

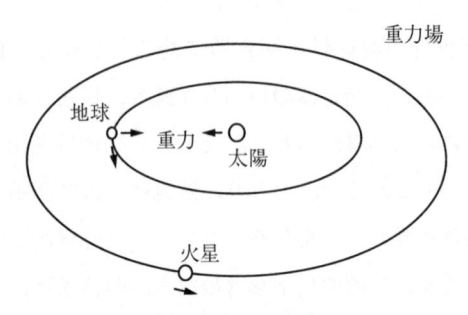

私たちの住む宇宙は重力場である。

図 8.5 姿・形のない重力が宇宙の中心的な存在

もしも重力がなくなったなら，地球は太陽からただちに離れる。そして，宇宙の秩序は全面的に崩壊する。そのとき，星は無秩序に宇宙空間を動く。

このように，目に見えない重力が，宇宙の秩序を保っている。姿・形のあるものだけでは，宇宙空間の秩序は保てない。

ものとものとの間に力が働くのだから，重力にはその実体があるはずだ。だが，ニュートンは，実体には深入りせず，重力が従う「法則」を明らかにした。つまり，「重力は，ものとものの質量の積（掛け算）に比例し，ものとものの距離の2乗に反比例する」ことを示した。重力の実体はわからないのだから，それを追求したところで時間の無駄だ。ときが解決するのを待つしかない。

目に見えない重力が宇宙の秩序を作っている。だが，ニュートンが重力を発見するまで，このことはわからなかった。重力発見の物語は，感覚を研究する上で，示唆に富む。目に見えないものが中心的な存在なのは，生き物に限ったことではない。

8.7 生物学の中心に心と自己を位置づける

伝統的な生理学は，ものを分析の対象とする物理学や化学の方法論をまねて

8.7 生物学の中心に心と自己を位置づける

きた。そこで，川の流れや石ころに心がないのと同様，動物にも心がないかのように説明してきた。つまり，生理学は，姿・形のないものを扱うべきでない。心のことは，哲学や心理学に任せればいいとの立場だった。

今までの伝統的な生理学の教科書には，「心」も「自己」もない。あるのは，タンパク質やDNA，細胞，イオンチャネルなど姿・形のあるものだけだ。これは，「川の流れや石ころなどの無生物と，人間やネズミ，トリ，ハエなどの生き物を区別することはできない」と生理学がいうに等しい。

そこで生理学の教科書には，感覚の受容器は書いてあるが，「心」や「自己」の記述はない。つまり，感覚の説明に最も重要な要素である「心」や「自己」が欠けているのだから，伝統的な生理学が感覚を説明することはできない。

だが，生理学のこの姿勢はどう考えてもおかしい。

生まれつきの五感に加えて，学習や経験で得たさまざまな記憶，英語や日本語などのことば，科学的な知識，芸術，文学などは，すべて，私たちの心に生まれる活動である。心がなくては，毎日の人間活動そのものがまったく成り立たない。

「心」と「自己」は，人間として私たちが生きていく上で最も重要なものだ。目に見えないとの理由で，「心」と「自己」を無視することは，生理学が，生き物を正しく把握していないことを示す。「心」と「自己」を無視してきたから，生理学は感覚を説明できないのだ。

最近の脳科学の本には，ようやく「心」という用語が見られるようになってきた。カンデルらの教科書[44]の序章には，神経科学の目的は「心」を解明することだと書いてある。

ニュートンは，姿・形のない重力が，宇宙の中心的な存在であり，宇宙の秩序を保つことを示した。かくして，姿・形のあるものだけを扱うべきとする伝統的な生理学は，ニュートンが転換させた物理学から学ぶことができなかったのだ。

生きている私たちから，「心」や，「自己」を除くことはできない。それらを

除くと，もはや生きた人間ではない。ネコやネズミ，トリ，サカナ，ハエから，「心」や「動物としての自己」を除くと，もはや生きた動物ではない。つまり，「心」と「自己」を持つのが，動物といえる。

冷たさや味，におい，音，光にあふれた感覚世界（図8.4（c））は，私たちの心の中の重要な位置を占めている。そこで，感覚があるということは，私たちに「心」があり，それを見聞きする「自己」がいることの証拠である。

ネコやネズミ，トリ，サカナ，ハエにも，感覚がある。かくして，伝統的な生物学とは対照的に，動物には「心」と「自己」があるとの結論に私は達した。

「心」に生まれる感覚世界や，「自己」は，人間を含む動物の中心的な存在である。そこで，生理学は，「心」と「自己」とを，生き物の中心に位置づけるべきだ。この枠組み転換を行ってはじめて，生理学は人間や動物に向き合う本来の科学になる。

「自己」が「心」を持つことを前提にして，これから私は感覚を解析する。その際，ニュートンにならい，「心」や「自己」の実体には深入りせず（今の段階ではとうてい深入りできそうにない），感覚にかかわる法則を明らかにすることに努めよう。

8.8 感覚の共通性

感覚には姿・形がない。だが，目に見えないことだけが感覚の問題ではない。冷たさが皮膚に生じたとしても，その感覚は，本人（自己）にしかわからない。他人が冷たいと思っているのかどうか，私たちには知りようがない。だから，自分に生まれている感覚が，感覚を研究する際のいちばんの手がかりである。そこで，私は，私の感覚を頼りに，感覚の解析を進めることにする。

では，自分と他人で，感覚に共通性があるだろうか。もし，共通性がないなら，感覚の研究は自分にしか通じない独りよがりのものになる。

8.8 感覚の共通性

　例えば，自分が感じる空の青さと，他人が感じる空の青さは同じかちがうか。これは，今までに何度も繰り返された問いだ。だが，自分は他人にはなれないのだから，他人がどう感じているのかはわからない。これは，直接的な答えがない種類の問いである。このままの形で問いを繰り返すのは，意味がない。

　見方を変えよう。空からの電磁波が目に届くとき，空が青いと私たちは感じる。そのとき，空の青さを決めるのは，空ではない。空からの電磁波に色はついていない。空の色を決めるのは私たち自身だ。空からの特定の電磁波を受けて，空が青いとの感覚を脳が引き起こすのだ。
　感覚を生むしくみは，人間に共通である。だから，私が感じる空の青さと，あなたが感じる空の青さは同じのはずだ。それぞれの人に生まれる感覚には，共通性があるといえる。
　人間どうしの共通性は，体を考えるとわかりやすい。私の胃とあなたの胃は，同じか違うか。もちろん，人ごとに，胃の大きさなどに違いはある。だが，消化という胃の固有の働きは同じだ。心臓，肺，筋肉，骨，血管などでも，本来の働きがある。それらは，私たちに共通のものだ。
　脳の固有の働きは，「心」と「自己」を生むことだ。感覚に共通性がない，とは考えにくい。
　私たちのふだんの生活では，同じものに対して生まれる感覚は互いに共通だと私たちは思っている。例えば，カラーテレビの画質の良し悪しを問うのは，私たちの感覚が同じだとの前提に立っている。

　こうして，人間の感覚には共通性がある。そこで，私の感覚を手がかりに分析しても，独りよがりにならないですみそうだ。私の説明が当を得ていれば，あなたの感覚に照らして，その説明が理解できるはずだ。

　では，人間と動物の間に，感覚の共通性はあるだろうか。ネコやネズミ，トリ，サカナ，ハエなどの動物が体の外を見ていたとしても，動物がどのように外を見ているのか，私たちにはわからない。

しかも，動物の種類ごとに，感覚の内容は異なる。例えば，紫外線を出す花は，ミツバチには見えるが，私たちには見えない。そのとき，ミツバチが，紫外線をどんな色と感じているかは，私たちにはわからない。

しかし，人間と動物とは，系統発生上の起源が同じであり，体のしくみは共通だ。生物種の間には類縁関係（親戚関係）があり共通性があることを，DNAの発見は雄弁に物語る。そして，近い親戚ほど，しくみがよく似ている。

体の外の状況が受容器に届いたとき，感覚世界が立ち上がるとの基本的な枠組みは異なる生物種の間で似ている（図8.4）。だから，内容でなく感覚系の枠組みなら，ネズミ，サカナ，ミツバチなどの動物を使って調べることができる。

9章 皮膚感覚

ここでは，皮膚感覚として，冷感と触感を取り上げる。皮膚感覚では，対象のある物理世界は体表面の皮膚に限られる。また，聴覚や視覚に比べ，刺激が単純だ。つまり対象が直接的で単純なので，解析が比較的容易である。皮膚感覚のしくみは，大筋で，ほかの感覚にも適用できる。

9.1 冷 感 覚

9.1.1 比較器と標的ニューロンが作る冷感覚系

皮膚の一点（冷点）を冷却すると，その点が冷たいと私たちは感じる（図9.1）。しかし，温度そのものは物理量であり，温度に冷たさという性質はない。

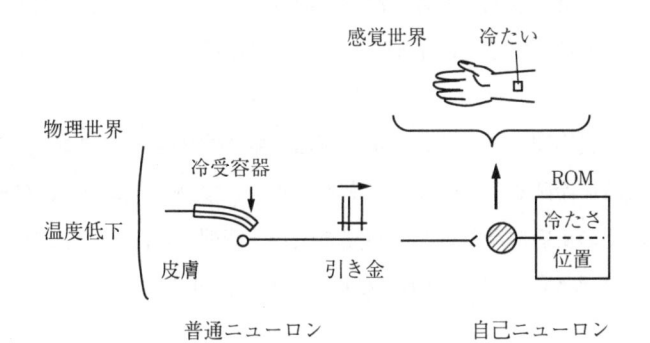

冷受容器は皮膚温を閾温と比較する比較器。冷受容器からの路がつながる自己ニューロンには，皮膚に冷たさを生む「情報」がある。

図9.1 冷受容器と自己ニューロン

また，皮膚の細胞には，皮膚が冷たいとの感覚を生むしくみはない。では，いかにして冷却した位置の皮膚が冷たいと私たちは感じるのだろうか。これは難問だった。

センサー説では，冷却した皮膚に冷感が生まれることが説明できるだろうか。センサー説に従うなら，冷受容器は温度のセンサーであり，温度をインパルスという符号に変えて脳に送る。脳では，符号が解読されて冷感が生まれると説く（図8.2（c））[11]。これは，哲学の経験論[12]に似た枠組みだ。

だが，温度は物理量であり，皮膚の「冷たさ」は「自己」の心に生まれる感覚だ。温度の符号を解読するとき，温度に戻ることはあっても（図1.2），皮膚が冷たいとの感覚になるはずがない。さらに，温度センサーの出すインパルスは，温度の情報だとしても，位置の情報ではない。だから，脳にインパルスが届いても，そのインパルスがどの位置の皮膚からきたのか脳にはわからない。

こうして，皮膚の一点を冷却したときに，その皮膚に冷感が生まれることを，センサー説で説明するのは不可能だ。

これに対し，冷受容器は，温度を閾で二つの領域に分割し，温度が閾以下の領域にはいるときにだけインパルスを出す比較器だと私は明らかにした（図9.1）。皮膚温が閾より低いとき，冷受容器はインパルスを出し，脳の標的ニューロンを刺激する。すると，冷却された皮膚に冷感が生まれると，私たちは感じる。

そこで，冷受容器からのインパルスが届く脳の標的ニューロン（図2.1）には，その皮膚に冷感を生むしくみがあるにちがいない。すなわち，標的ニューロンには，その皮膚が冷たいとの感覚を生む「情報」と，それを知覚する自己（部分的だが）がいる，との見方に私は達した（図9.1）。

こうして，受容器からの路が標的ニューロンに届くとき，物理世界と感覚世界を結ぶしくみができる。受容器と標的ニューロンのペアが，次元の異なる二つの世界を連結する。その結果，皮膚温が閾より低いとき，その皮膚が冷たい

との感覚が自己に生まれることになる。これが，上の難問に対する答えである。

皮膚を冷却すると，いつもその皮膚に冷感が生まれる。物理世界と感覚世界が重なるには，特定の刺激に対していつも決まった感覚が生まれることが必要だ。こうして，冷感は，冷却に応じて冷受容器が引き起こす反射の一種と，とらえることができる。

すると，皮膚の全表面にある比較器と，それと同数の標的ニューロンとのペアで，冷感覚系の全体ができる。皮膚の一点を冷却したとき，その点にだけ冷感が生まれ，ほかの点に冷感は生まれない。だから，各ペアは独立に働く。

これらのペアは，生まれつきのものだ。だが，事故などでペアの不一致が生じるときには，幻肢のような奇妙なことが起きる（9.3節で述べる）。

ここでの見方は，デカルト[4]の説明に似る。デカルトは，目からの線維がつながる松果腺に精神の座があるという。そして，たいまつからの運動に反応した目が松果腺を刺激するとき，われわれにたいまつが見えると説くからだ。

9.1.2 自己ニューロンと普通ニューロン

私たちは，体と心を持つ。感覚や行動の主体である私たちは，単一の受精卵の細胞分裂で生まれた多数の細胞から成る（14章）。そこで，自己は，個々の細胞の中にいるはずだ。細胞の外に自己がいるはずがない。では，自己はどの細胞にいるのだろう。

冷受容器からのインパルスで標的ニューロンが活動すると，その皮膚が冷たいと私たちは感じる。そこで，それぞれの標的ニューロンの中に，感覚世界を生むしくみと，自己がいると，述べているのだ（図9.1）。この標的ニューロンを自己ニューロンと呼ぶことにする。

一方，末梢神経系のニューロン（例えば冷受容器を持つ感覚細胞）や，中枢神経系でも脊髄のニューロンでは，それらが働いても，私たちに感覚は生まれないと考えてよかろう。つまり，これらの細胞には，感覚の主体としての自己はいない。そこで，これらを，普通ニューロンと呼ぶことにする（図9.1）。

こうして、ニューロンは、自己ニューロンと普通ニューロンに分かれる。二つのニューロンは、格が違う。自己ニューロンには、自己がいる。普通ニューロンには、自己はいない。

冷受容器を持つ細胞は、普通ニューロンである。冷受容器は、温度を閾で二つの領域に分け、温度が低温域にはいるときにインパルスを出す比較器の細胞である。それが出すインパルスが届く標的の細胞は、自己ニューロンだ。自己ニューロンは、皮膚が冷たいと感じる自己（の一部）にほかならない。

ネコやトリ、サカナ、ミツバチなどにも、自己ニューロンと普通ニューロンがあるにちがいない。動物に自己ニューロンがあるからこそ、動物は生きているといえる。「わがはいはネコである」のわがはいは、自己ニューロンだ。

今まで、自己の体の中に自己ニューロンがあるとはいわれなかった。ニューロンはすべて普通ニューロンであり、電子回路の素子（例えばトランジスタ）のようなものだと考えられてきた。だが、普通ニューロンだけでは、皮膚が冷たいと感じる自分はけっして生まれない。

9.1.3　1自己ニューロンに1情報

皮膚の一点をひやすと、その皮膚が冷たいと私たちは感じる。その感覚は、生まれつきで、年をとっても変わらない。だから、冷受容器の標的の自己ニューロンには、冷感を皮膚に生む「情報」があり、この「情報」は、一生（数十年）の間、変化しないように維持されている、との見方に達した。

この「情報」は、書換えができない記憶装置（ROM、ロム）に、生まれつき書かれたもので（図9.1）、年がたっても変化しない記憶と私は考える。ROMというのは、CD-ROMのようなものだ[7]。

体表面の皮膚のどの一点を冷却しても、その点に冷たさが生まれる。その感覚には、位置のちがいはあるが、冷たさの違いはない。だから、それぞれのROMにあるのは、位置はちがうが同じ冷たさ（質）を生む「情報」だ。

しかし、「情報」があるだけでは、感覚は生まれない。感覚が生まれるとき

には，常に，自己（私）が立ち上がる。皮膚が冷たいと感じるのは，本人だけだからだ。

こうして，ROMには，感覚の位置と質が一体となった「情報」が一つだけあり，その発現を感じる自己がいる。この仮説を，「1自己ニューロンに1情報」説と呼ぼう。

この仮説をはじめて話すと，驚く人もいれば，いやな顔をする人もいる。私たちは個体であって，一つ一つのニューロンの中に断片的な「自己」がいるとは思えない，との反応だ。この仮説に到達したときは，私自身，信じられなかった。

だが，もしもニューロンの中に「自己」がいないなら，「自己」は一体どこにいるか。ニューロンの外の細胞外成分（水やタンパク質，糖分などがある）にいるのか。そうだとすると，細胞からできている「自己」が，細胞の外にいることになる。そのときには，ニューロンが興奮しても，私に感覚は生まれない。

やはり，「私」や「あなた」がいるところは，脳の自己ニューロンのほかにはない。

9.1.4 ラベルつき線路説

私たちの脳にあるニューロンのサイズはきわめて小さい（細胞体の直径は $10 \sim 30 \mu m$）。標的ニューロンのそれぞれが，本当に自己ニューロンか。理解しにくいことだが，今までの実験は，この見方を支持している。

ドイツの生理学者ミュラー[41]は，19世紀，「ラベルつき線路説」と現在呼ばれる感覚の法則を説いている。求心性の感覚線維には，感覚種ごとのラベルがついており，加えた刺激が何であれ（電気刺激でも），ラベルに書かれたとおりの感覚が生まれるという。つまり，感覚を生むしくみは，脳にあるとの見方だ。

例えば，耳から脳への線路には「音」のラベルがついており，その線路を電

気刺激すると，その人に「音」が聞こえる。また，目から脳への線路には「光」のラベルがついており，その線路を電気刺激するとその人に「光」が見える。

「ラベルつき線路説」に基づき，人工内耳が実用化されている。鼓膜などに障害を持つ患者の蝸牛（内耳）の中に，数本の電極を埋め込む（内耳については12章で述べる）。電極で聴神経を電気刺激すると，高さの異なる「音」が体の外から聞こえるとの感覚がその人に生まれる。しかし，そのとき，耳に届く空気波はない。

もしも，聴覚系が「ラベルつき線路説」に従わないなら，聴神経を電気刺激しても，「音」が聞こえるはずがない。

線路にラベルがついているといっても，線路は駆動信号としてのインパルスを伝えるだけのものだ。例えていうと，受容器から標的ニューロンにまで届くひもがあり，そのひもを引っ張ることで，感覚が生まれる。神経線維そのものが，感覚を引き起こすことはない。

線路が届く先の大脳皮質の標的には，自己ニューロンがあると考えられる。電気刺激で線路に生じたインパルスが脳に達するとき，その自己ニューロンが興奮する。その際，線路についたラベルどおりの感覚が心に生まれるものと思われる。「ラベル」は，自己ニューロンのROMに生得的に書き込まれた「情報」と考えれば，説明できる。

かくして「ラベルつき線路説」を拡張して実質的な内容を与えるものが，「1自己ニューロンに1情報」説になる。

センサー説では，「ラベルつき線路説」は，説明できない。センサー説は，体の外の物理量の「情報」が，中にコピーされると考えるからだ。

デービスら[45]は，意識のある人を対象とし，皮膚の受容器から大脳皮質へ向かう路の途中に位置する視床（脳の一部）のニューロンを電気刺激した（図9.2）。すると，視床の中での電極の位置に応じて，顔や手足などさまざまな位

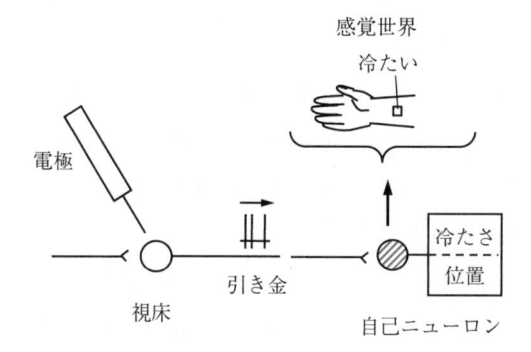

視床（脳の一部）を電気刺激すると，皮膚の一点が冷たいと感じる．自己ニューロンのROMには冷たさと位置を知らせる「情報」がある．

図9.2 冷たさと位置の「情報」

置の皮膚に冷感が生まれた．

電気刺激で視床のニューロンが出すインパルスが大脳皮質に伝わり，標的ニューロンを刺激した結果，冷感がさまざまな皮膚に生まれたのだろう．この研究も，冷感を生む「情報」が自己ニューロンにあるとの「1自己ニューロンに1情報」説で説明できる．

「皮膚に冷感を生む情報を持つニューロン」が，大脳皮質のどこにあるのかは，いまだよくわからない．体性感覚野にあると思われるが，証拠はない．

9.1.5 脳の断層像

最近，X線CT（コンピュータ断層撮影）やPET（陽電子放射断層撮影），fMRI（機能的磁気共鳴画像），脳磁図（MEG），脳波（EEG）など，人間や動物の脳の活動を外から観察する方法が開発されている．

X線CTは，X線がものを透過する性質と，発生源からX線が扇形に広がる性質を利用し，コンピュータを使って脳の断層像を作りだすもので，精度が高い．これは，脳腫瘍や脳外傷の位置を特定することなど医療用に使われる．このX線CT像と，ほかの方法が必要に応じて併用されている．

ニューロンがインパルスを出す際，細胞膜を横切ってイオン電流が流れる。電流が流れると，それに伴って微弱な磁界が発生する。それを測定するのが脳磁図だ。fMRIは，ニューロンの活動に伴って起きる脳血流量の増加をとらえる。PETは，ポジトロンという放射線を出す物質を体の中に入れることで，ニューロンが活動する場所を見る。脳波は，活動するニューロンが出す電位を脳の皮膚から検出するものだ。

つまり，これらの装置は，いろいろな刺激を本人に加え，脳のどの部位が活動するかを観察するものである。そして，その刺激に応答する脳の位置が特定される。

では，このような装置で，何がわかるのだろうか。例えば，手の皮膚温を下げたとき，脳の特定の場所が活動する[46]。その際，その人は，皮膚が冷たいと感じる。このことは，活動が上昇したところにあるニューロンが，手が冷たいとの感覚をその人に引き起こしたことを示す。

つまり，人（または動物）が特定の作業を行っているときに活動する自己ニューロンのある場所がこれらの装置でわかる。

9.1.6 感覚系の処理方式は離散的

皮膚の表面は連続的につながっており，皮膚の温度も連続的に上下する。そこで，皮膚に生まれる冷感は連続的なものだと，私たちは思っている。しかし，今までのことからわかるように，皮膚の温度も位置も，実際には，とびとびの離散的なものとして処理されている。

皮膚の冷受容器は温度の比較器であり，皮膚温が閾（28℃）より低いときにだけインパルスを出す。言い換えると，冷受容器は連続的な温度（例えば0〜50℃）を，28℃を境に二つの温度域に分ける。そして，温度が低い側にいるときにだけ反応して，インパルスを出す。

すなわち，皮膚温が28℃より低いとき，冷感が皮膚に生まれる（図2.3）。つまり，皮膚温の連続的な変化を，皮膚が冷たいか，冷たくないかの2段階に

分けて知覚している。

　7章で述べた受容器も，受容器に届く状況を2段階の粗さに分ける。一方，聴覚の受容器（12章）は，全体として可聴域の空気波の周波数を3500段階の細かさに分ける。かくして，どの受容器も，状況を分割し，離散的に処理している。

　冷受容器は，さまざまな場所の皮膚に点状（冷点）にしか存在しない。つまり，冷受容器は，皮膚のとびとびの位置の温度だけに反応する。

　一方，9.1.3項で述べたように，冷受容器とペアを作る自己ニューロンのそれぞれには，冷感を皮膚の一点に生む単一の「情報」しかない。こうして，脳でも，「情報」の離散的な処理が行われている。

9.1.7　冷感覚は分散統合システム

　皮膚の一点の温度が閾より下がると，冷受容器がインパルスを出す。そのインパルスで自己ニューロンが活動すると，ROMに蓄えた「情報」が発現して感覚世界が現れ，冷却した一点が冷たいと私たちは感じる。

　そのとき，それぞれの自己ニューロンは，世界をばらばらに見ている。例えば，一つの自己ニューロンは手の皮膚の一点が冷たいと感じ，別の自己ニューロンは足の皮膚の一点が冷たいと感じる。

　しかし，私たちが感じる皮膚感覚の世界は，ばらばらなものではない。皮膚の全表面を一つとした世界の中で，冷却した皮膚のそれぞれの点が冷たいと感じる。そのとき，多数の自分がいるとは思わない。ただ一人の自分がいて，さまざまな皮膚に冷感が生まれると思っている。

　そこで，自己ニューロンが生む個々の小さな舞台（心）を，皮膚全体の一つの大きな舞台に統合する（広げる）しくみがあるはずだ。また，自己ニューロンの中にいる多数の自己を，一人の自分に統合するしくみがあるはずだ。

　こうして，感覚系は，分散統合システムとして働く。感覚系は，物理世界を

いったん分割しばらばらな舞台を作る。それらの舞台を一つの広い舞台に統合して，感覚世界をとらえている。

では，多数の自己ニューロンは，いかなるしくみで統合するのか。統合は，姿・形のない世界でのできごとであり，現時点では，このしくみはわからない。

しかし，自己ニューロンの間で見境なしに統合が起きるのではない。種類の異なる感覚の間では，統合は起きない。皮膚感覚の世界と，聴覚の世界が，単一の世界に統合されることはけっしてない。

統合の問題が生じる根本の原因は，自己が1個の受精卵からの細胞分裂でできた多細胞生物だからだ。さまざまな機能を持つ細胞に分かれるのはいいが，それらがばらばらに働くと困る。分散した細胞が協調して働き，個体としての統一性が保たれてはじめて，多細胞生物になった意味がある。

9.2 触 感 覚

次に，触感覚の世界を考察しよう。触感覚にかかわる脳は，大脳皮質の体性感覚野である。体性感覚野の解析は進んでいるので，自己ニューロンがある場所の理解が増す。

鉛筆の芯のようなものが皮膚に触れると，硬いものが触れたとの感覚がその皮膚に生まれる（図9.3）。そこで，触感を生むしくみも，冷感と同様なものと考えられる。

皮膚にある触受容器（比較器）は，皮膚に加わる接触刺激と閾を比べ，刺激が適切ならインパルスを脳に向けて発射する。インパルスが脳の体性感覚野に届くと，シナプスを介してつながる自己ニューロンが興奮する。その際，触感覚の世界が立ち上がり，ものが皮膚に触れたとの実感が私たちの心に生まれる。

だから，触感覚においても，刺激された皮膚に触感を引き起こす「情報」が自己ニューロンに備わると考えられる。つまり，「1自己ニューロンに1情報」

9.2 触感覚

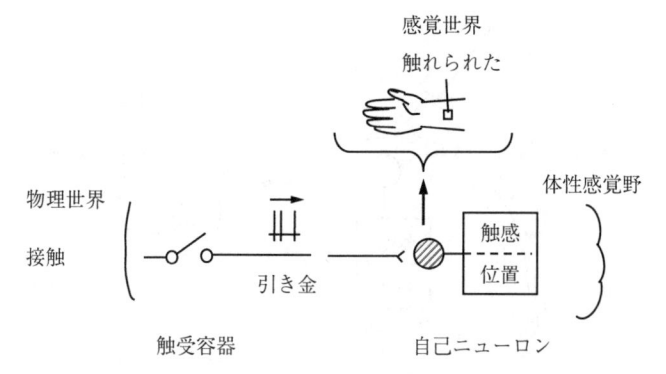

皮膚の触受容器は，接触の強さを閾で比較する比較器。受容器の標的ニューロンには，触感を皮膚に生む「情報」がある。

図 9.3 触受容器と自己ニューロン

仮説が成り立つ。

刺激が手や足など全身のどの皮膚に加わっても，それぞれの皮膚に触れられたとの感覚が生まれる。そこで，自己ニューロンに備わる「情報」とは，触感と位置が一体になったものだ。

皮膚の接触刺激で生まれた比較器からのインパルスが標的のニューロンを興奮させるとき，ニューロンが持つ「情報」に基づいた触感の世界が立ち上がり，刺激された皮膚に触れられたとの感覚が生まれる。このように，受容器と自己ニューロンのペアが，物理世界（第一要素）と感覚世界（第二要素）を結びつける。

では，触感覚でも，「1自己ニューロンに1情報」仮説を示す実験があるだろうか。カナダの脳外科医ペンフィールド[42]が脳に対して行った研究は，この仮説に一致する。

彼は，意識がある患者を対象とし，大脳皮質の体性感覚野を電極で電気刺激した（**図 9.4**）。すると，現実には，ものが皮膚に触れていないのに，皮膚に触れたとの感覚が，その人に生まれた。

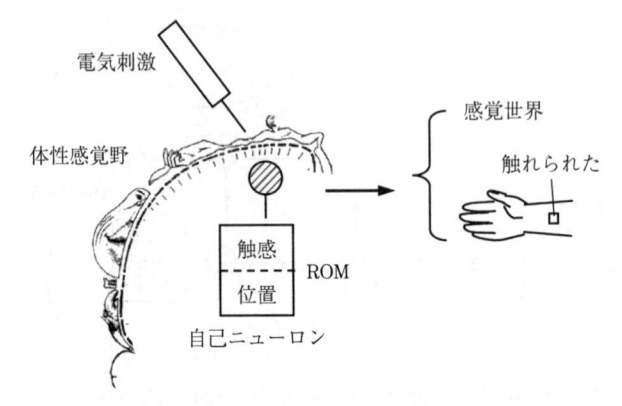

体性感覚野を電気刺激すると、皮膚への接触を感じる。皮膚の「情報」を持つROMの地図を書くと、人の姿になる。

図9.4　皮膚に触感を生むROMの地図

　この実験は、ものが触れたとの感覚を自己の心に生む「情報」が、体性感覚野に備わることを示す。しかも、電気刺激が感覚を生みだしたのだから、電気刺激で興奮しうるニューロンに、感覚を生むしくみがあることを示す。
　電極の位置が頭の頂上から下に移動すると、体のさまざまな位置の皮膚にものが触れたとの感覚が生まれた。その皮膚の位置を、体性感覚野に重ねて描くと、小人の姿が浮かび上がる。ホムンクルスと呼ばれる有名な絵だ。ホムンクルスは、上半分と下半分の二つに割れている。手を伸ばした状態で逆立ちをしている上半分と、顔の下に内臓が続く正立した下半分だ。
　かくして、ホムンクルスとは、物理世界の皮膚のさまざまな位置にものが触れたとの感覚を生む「情報」が書かれたROMの場所を示す。
　ペンフィールドの研究は、「1自己ニューロンに1情報」説に一致するものといえる。

　ホムンクルスは、人の皮膚表面の形に似るので、本人とは別の小人がいるかのような誤解がある。しかし、小人など脳にはいない。脳にいるのは、私たち本人だけだ。

ペンフィールドの実験からわかるように，ホムンクルスとは皮膚位置の「情報」を持ったROMがある脳の場所を示す。人の形は，皮膚感覚だからこそ描けた絵だ。ほかの感覚なら，人の形は生まれない。味覚，嗅覚なら，脳の表面に舌の絵や鼻の粘膜の絵が描かれるはずだ。聴覚や視覚では，体の外の3次元空間の位置が脳の表面に書かれるはずだ。

9.3 幻 肢

皮膚感覚（冷感，触感）では，比較器（受容器）と自己ニューロンのペアが，物理世界と感覚世界を結びつけると述べた。つまり，このペアが，体の外の状況を感覚でとらえる基本のしくみだ。そして，ペアの組合せは，生まれながらに決まっている。

事故などで手足を切断すると，切断した先にもともとあった受容器が消える。すると，なくなったはずの指にものが触れるとの感覚，つまり幻肢が生まれることが知られている。ラマチャンドランは，幻肢を調べ，興味深い本にまとめている[47]。

幻肢は，物理世界と感覚世界，そして私たち自身の関係を考える上で示唆に富む。ここでは，ラマチャンドランの報告に沿って幻肢を考察しよう。幻肢は，感覚の説明が正しいかどうかを示す試金石になる。

腕をひじで切断すると（図9.5），指がなくなる（c）。すると，指の触受容器から脳に向けて発射するインパルスはまったくなくなる。インパルスが脳に届かないので，ものが指に触れたとの感覚は，その時点で完全に消失する。

ところが，切断後しばらくすると，幻肢が生まれる。例えば，ものが顔（a）や上腕（b）に触れると，なくなったはずの指（c）にものが触れられたとの錯覚（e）が，その人に生まれるのだ。

体の外に「情報」があるととらえる「センサー説」や「経験論」では，幻肢の説明はけっしてできない。指はないのだから，指に触れられたとの感覚が生

9章 皮膚感覚

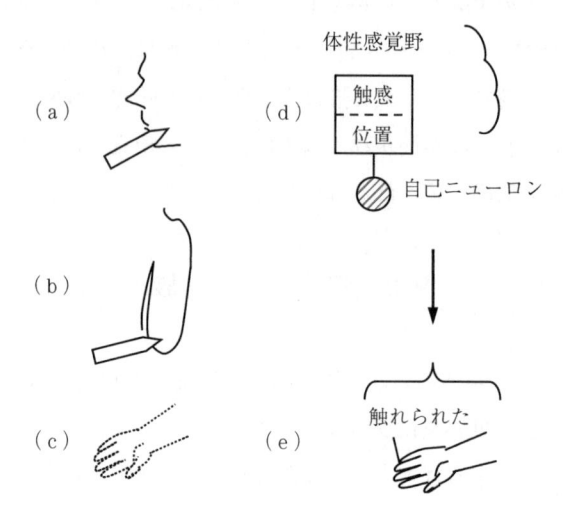

腕を切断した人では，ものが顔（a）や上腕（b）に触れるとき，なくなった指（c）に「ものが触れる」との幻肢（e）が生まれる。

図9.5　幻　　　肢

まれるはずがない。

　また，ものが顔（a）や上腕（b）に触れたときに，ものが指に触れられたとの感覚（e）が生まれるはずがない。つまり，幻肢をセンサー説で説明することは不可能だ。これは，センサー説が，感覚を説明する仮説として妥当でないことを示す。

　一方，「比較器説」なら，次のように，幻肢を説明することができる。「比較器説」は，触感を生む「情報」は脳の自己ニューロンにあると想定する。

　ものが顔（a）や上腕（b）に触れると，なくなったはずの指（c）に触れられたとの感覚（e）がその人に生まれた。このことは，指の感覚を生む「情報」を持つ自己ニューロン（d）が脳に生き残っていることを示す。また，顔や上腕の触受容器からその自己ニューロンにまで新たな路ができたことを示す。

　すなわち，ものが顔や上腕に触れてそこにある受容器がインパルスを出すと

き，新たに路ができた自己ニューロン（d）が活動して「情報」が発現し，なくした指に触れられたとの感覚がその人に生まれる。

　顔や上腕の触受容器から幻肢の体性感覚野に新たに路が通じることは，脳の配線が変化することである。このような変化が起きたことが，脳の断層像で確認されている。

　このように比較器がある皮膚の位置（顔）と，自己ニューロンが持つ位置の「情報」（指）の不一致が生み出す錯覚が，幻肢である。

　このとき，指がなくなったことを客観的に認めている自分と，（幻の）指がすべてある（どの指もなくなってない）と主観的に実感する自分の二人が，その人の脳の中に同居している。

　これは，自己ニューロンの集合体として自己ができていることを示唆する。自己ニューロンどうしが互いに矛盾した関係でないならば（これが普通だ），自分の中に二人の人がいるとは思わない。

9.4　共　感　覚

　私たちの五感は，独立に働くと述べた。例えばケーキを食べるとき，ケーキが甘いと感じるが，そのとき，手が冷たいと感じることはない。

　ところが，まれには，刺激の強いものを食べると，手に何かをつかんでいるように感じる人がいる[48]。また，音を聞くと，色が見える人がいる。このような現象は，共感覚と呼ばれている。共感覚が実際にあるとしたとき，それが説明できるかどうかは，センサー説あるいは比較器説の妥当性を占うテストになる。

　センサー説では，体の外から加わる刺激を受容器がインパルスという符号に変えて脳に送る。脳では，符号の解読が行われて，刺激についての感覚が生まれるという。だから，体の外の刺激とは関係のない感覚が生まれるはずがな

い。センサー説に立つ限り，共感覚の説明は不可能だ。

一方，受容器を比較器ととらえるなら，共感覚の説明が可能になる。五感を生む「情報」は受容器からの路がつながる脳の領域にある。領域の間は，通常，障壁で遮断されている。だから，受容器が出すインパルスが脳に届くとき，対応する感覚が生まれるが，共感覚は生まれない（図9.6（a））。

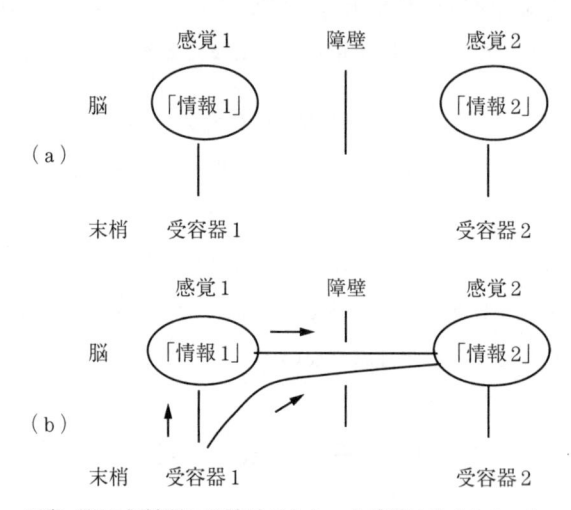

(a) 正常（脳の領域間には障壁があり，共感覚は生まれない）
(b) 共感覚（脳の領域をへだてる障壁に穴があくと共感覚が生まれる）

図9.6 共感覚のモデル

何らかの理由で，感覚種の間をへだてる壁に穴があき，ある感覚を生む受容器から，別の感覚を生む領域への路ができると，共感覚の条件が整う（b）。受容器が出すインパルスが正常の標的に届くとき，「情報」が発現して感覚が生まれる。ところが，インパルスがさらに別の領域にまで侵入すると，共感覚が生まれる。

比較器説に立つと，比較器が出すインパルスは，標的のニューロンを活動させるための単なる引き金である。かくして，比較器説であれば，共感覚を説明することが可能である。

9.5 単細胞生物

　生き物は，進化の過程で，自分の体を作り変えることで，体の外を知るしくみを作りだした。単細胞生物から始まった生き物は，多細胞生物へと体制を変えた。そして，耳や目などの感覚器を一つずつ追加し，それぞれに対応した脳の部分をつけ加えていった。また，感覚系を作る方法を遺伝子に書き，子孫に伝えている。

　その結果，多細胞生物は体の外の物理世界を，脳に作った感覚世界（仮想の世界）でとらえることに成功した。

　そこで，多細胞生物の祖先であるゾウリムシや大腸菌などの単細胞生物を分析することは，「自己」や「感覚」，「心」を考える上で示唆に富む。単細胞生物にも遺伝のしくみはあり，細胞としての共通のしくみを備えている。ここでは，単細胞生物を個体としてとらえ，その「自己」や「感覚」，「心」を考えよう。

　単細胞生物の個体には，細胞は一つしかない。だから，「自己」や「心」，「感覚」があるならば，その細胞の中にしかない。

　私は，多細胞生物のニューロンを，自己ニューロンと普通ニューロンに分けた。前にも書いたが，自己ニューロンのことをはじめて話すと，驚く人が多い。個体でなく，単一のニューロンに断片的な自己がいるということに対する驚きだ。

　しかし，単細胞生物を考えるなら，驚くにあたらない。この個体は一つの細胞でできている。だから，自己（がいるのならば）は細胞の中にしかいるところはない。

　大腸菌は，分子生物学の実験でよく用いられる生き物だ。大腸菌には，さまざまな刺激（温度，接触，光，化学物質，振動）に対する受容器がある。これらは，人間が持つ受容器の種類にほぼ等しい。そして，それぞれの受容器に刺

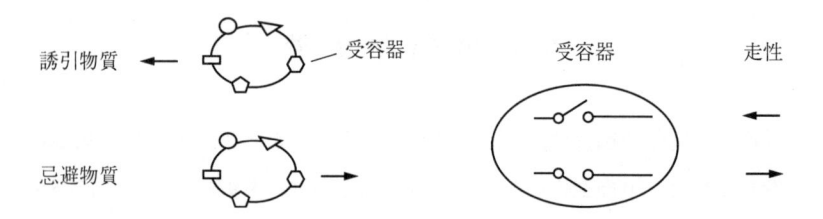

(a) さまざまな刺激の受容器を持つ単細胞生物

(b) 比較器モデル（刺激の強度が比較器の活動域にはいるなら、比較器は活動し走性を生む）

図9.7　単細胞生物

激が加わると，大腸菌は，刺激物に向かうか（誘引物質），遠ざかる（忌避物質）かの行動（走性と呼ぶ）を行う（**図9.7（a）**）[49]。

では，温度刺激が加わったとき，熱いとか冷たいと大腸菌は感じるのだろうか。多細胞生物では，受容器とそれからの路が届く自己ニューロンのペアが感覚の単位だった。ところが，大腸菌に受容器があっても，別の細胞から構成される脳はない。だから，多細胞生物が感じるような，個別的な感覚（皮膚が冷たい，砂糖が甘い）は，単細胞生物にはないはずだ。

すなわち，単細胞生物よりも多細胞生物の方が，体の外のさまざまな状況を区別してうまくとらえることができる。その点で，多細胞生物の方がかしこい。

大腸菌においても，受容器はセンサーではない。受容器は，刺激の強さを基準と比べる比較器だ（b）。刺激の強さが，受容器の活動域にはいるとき，それぞれの受容器は活動し，決まった向きの行動（走性）を引き起こす。これは，それぞれの受容器から，誘引行動，忌避行動を生む運動系に決まった路がついているからだろう。

大腸菌にも，刺激物が好きか嫌いの感覚は存在するかもしれない。単一の細胞であっても，誘引行動と忌避行動を起こすからだ。私たちにある好き嫌いの感覚は，単細胞生物から受け継いできたものと思われる。

10章 味覚

ここでは，味覚がいかに生まれるかを考えよう。

コーヒーはにがく，ケーキは甘い。サカナがのったすしはうまい。そこで，いつも食べている食べ物には，それぞれの味があると私たちは思っている。

しかし，ふだんの経験からは理解しにくいが，コーヒーにも，ケーキやサカナにも味はない。食べ物の成分は，炭水化物やタンパク質などの化学物質である。それら自身は，物理世界にある無味乾燥なものである。これらの食べ物が口にはいると，舌にある受容器がインパルスを脳に向けて出し，口にいれたものがにがい，甘い，うまいとの感覚が私たちの心に生まれる。

この感覚は，食べ物を口にいれた本人にだけわかる。つまり，味覚においても，体の外の物理世界と，脳が私たちの心に生む感覚世界（仮想の世界）とは，まったく異なる（図10.1）。その感覚世界に対応する物理世界の位置は，舌に限られている。

舌の表面には「味らい」と呼ばれる構造があり（a），その中に，化学物質に反応する味細胞がある。味には，しおみ，さんみ（すっぱさ），にがみ，甘み，うまみの5種類の基本の味がある。それぞれの味には，それぞれの受容器が対応している。5種の基本味の組合せで，さまざまな味が生まれると考えられている（b）。

味細胞から出る神経線維は，いくつかニューロンをのりかえて，脳のそれぞれの場所に特異的につながる[50]。

10章 味　　　覚

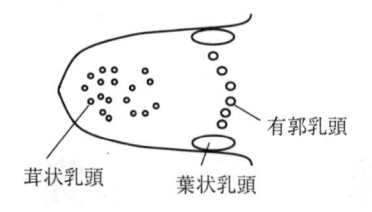

(a) 舌の乳頭（乳頭の中に味らいがある）

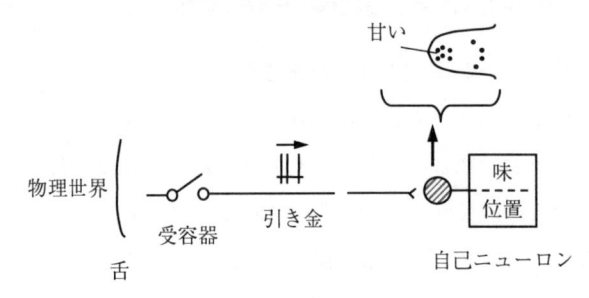

有郭乳頭
茸状乳頭
葉状乳頭

(b) 受容器と自己ニューロンの連絡（受容器からの路が
つながる脳の自己ニューロンには，舌に加わる食べ物
の味を知らせる「情報」がある）

物理世界
舌
受容器
引き金
自己ニューロン
甘い
味位置

図 10.1　味覚のしくみ

　上に述べたように，体の外の物理世界と，脳が生む感覚世界とはまったくちがう。だから，外を中にコピーするというセンサー説では，味覚の説明はできない。物理世界にある物質の「情報」（例えば濃度）の符号がインパルスとして脳にはいったとしても，その「情報」（濃度）に戻るだけで，私たちの心に生まれる感覚には，けっしてならない。

　これに対して，比較器説なら，味覚の説明が可能だ。受容器は，化学物質の濃度と閾を比べ濃度が受容器の活動域にはいるなら，脳に向けてインパルスを出す比較器だ。このインパルスは，自己ニューロンの活動を引き起こす単なる引き金である。

　食べ物に反応し，比較器は脳に向けてインパルスを出す。すると，感覚世界が立ち上がり，舌に届く食べ物が甘い，にがい，うまいなどの感覚が生まれ

る。比較器の出すインパルスの頻度が高いと，味覚が強くなる。

　そこで，自己ニューロンには，舌にある食べ物の味（5種の基本味）を自己に知らせる「情報」を書いた ROM があると，私は考える（b）。

　食べ物に含まれる化学物質の濃度が閾を超すと，受容器はインパルスを出し，自己ニューロンの活動を生む。すると，ROM の「情報」が発現し，食べ物の味を舌に感じるとの感覚が，自分に生まれる。

　こうして，比較器説なら，食べ物が自己に引き起こす味覚を説明することができる。

11章 嗅覚

ここでは嗅覚を考える（図11.1）。嗅覚の受容器は，鼻の奥の嗅粘膜にある。揮発性の化学物質が鼻にはいると，その物質がにおうと私たちは感じる。

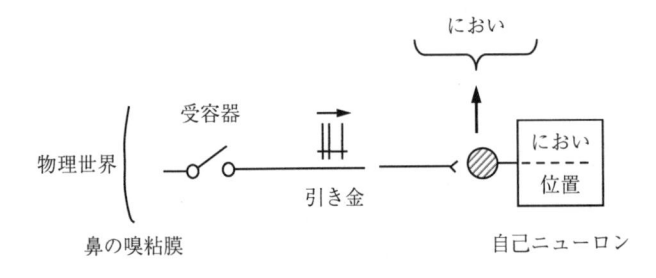

嗅覚の受容器は，化学物質の濃度を閾で比べる比較器。標的の自己ニューロンには，ものがにおうと感じる「情報」がある。

図11.1　においのしくみ

嗅覚のしくみは，味覚とよく似ている。明らかなちがいは，受容器の種類だ。味覚には，受容器が5種類しかない。一方，嗅覚には，同じファミリーに属する約1 000種類もの受容器がある。この差が何を意味するかはわからない。

さて，ミカンや花には，においがあると私たちは思っている。しかし，ほかの感覚と同様，ミカンにも花にもにおいはない。その成分の化学物質が嗅覚の受容器を刺激すると，自己の心に感覚世界が立ち上がり，その物質がにおうと感じるのだ。

つまり，嗅覚においても，体の外の物理世界と，脳が生む感覚世界とはまっ

たく異なる。だから，外を中にコピーするとのセンサー説では，嗅覚の説明はできない。物質の「情報」（例えば濃度）の符号が脳にはいったとしても，脳ではその「情報」に戻るだけで，感覚は説明できない。

　これに対し，比較器説なら，嗅覚が説明できる。嗅覚の受容器も，化学物質の濃度の比較器であり，その濃度が閾を超すと，比較器はインパルスを出す。すると，鼻にはいる化学物質がにおうとの感覚が生まれる。

　そこで，受容器の標的の自己ニューロンには，鼻にはいる化学物質のにおいを自己に知らせる「情報」を書いたROMがあると，私は考える。受容器からのインパルスが脳に届き，自己ニューロンの活動が生まれると，ROMの「情報」が発現してミカンや花がにおうとの感覚が自己に生まれる。

　こうして，比較器説なら，においの感覚を説明できる。

12章 聴覚

「比較器説」は，皮膚感覚や味覚，嗅覚の説明を可能にした。もし「比較器説」が聴覚を説明すれば，「比較器説」の妥当性がます。この章では，聴覚を考える。

私たちは，川が流れる音や，人の声を聞く。また，近づく車の音を聞く。こうした経験から，体の外の振動源が音を出すと，私たちは感じる。つまり，振動源が出す音を聞くのが聴覚の役割であり，その音で振動源のようすを知る，と私たちは思っている。

だが，繰り返して述べてきたが，体の外に音はない。体の外にあるのは，川の流れなどの振動源が生む空気の粗密波だ。それは，大気中を毎秒340メートルの速さで四方八方に伝わる波で，物理世界の自然現象である。空気波それ自身は無味乾燥なもので，私たちが感じる音（感覚）ではない。

振動源（第一要素）が立てる波と，心に生まれる音（第二要素）とは別ものだ。二つを混同してはならない。ここでは，振動源が立てるものを空気波または波と呼び，音や音波とは呼ばない。振動源からの空気波で私たちの心に生まれた感覚を音と呼ぶ。

聴覚の対象についても注意が必要だ。空気波が耳に届くとき，体から離れた場所にある川（振動源）の音が聞こえると私たちは感じる。耳に届くのは空気波だが，空気波が聞こえるのではない。

デカルト[4]の指摘するとおりだ。すなわち，「われわれは，鐘を聞くと思うのであり，単に鐘からくる運動を感じているのだとは思わない」のだ。ここで

の運動とは，空気波のことだ。

　鐘を強く打つときのような大振幅の波が届くとき，波が体を刺激すると私たちは感じる。そのとき，私たちは空気波を皮膚に感じている。これは，皮膚感覚であり，聴覚ではない。

　振動源の位置は，私たちからの距離や方向がさまざまだ。また，空気波の周波数成分や大きさは，振動源に固有のものであり，また時間的に変動する。聴覚の対象である振動源は，温度や接触など皮膚への刺激に比べてはるかに複雑だ。複雑なものを把握するため，聴覚系は皮膚感覚より複雑なしくみを持つ。

　自己の心に音を生む標準的な刺激として，振幅が時間とともに正弦波状に変化する空気波がよく用いられる。正弦波の1秒間当りの山の数を周波数（サイクル/秒）といい，ヘルツ（Hz）という単位で表現する。およそ 20 Hz から 20 000 Hz までの周波数の波が，低音から高音までの音として聞こえる刺激で，これを可聴域の波と呼ぶ。

　20 Hz より低い低周波の波，20 000 Hz より高い高周波の波は，人間の耳には音として聞こえない。つまり，空気波ならどんなものでも聞こえるというわけではない。可聴域を決めているのは，人間の側である。20 Hz より低い低周波の波，20 000 Hz より高い高周波の波は，音として聞かないように私たちの聴覚系はできている。

　聴覚系のしくみは複雑なので，まず，耳の内耳（蝸牛）の構造を説明する。その構造から，空気波の受容器がセンサー（マイクロホン）でないことを説明する。

　そして，波の受容器は，空気波の周波数を特徴周波数ごとに比べる比較器（バンドパスフィルター）だと述べる。これは，特徴周波数の順に蝸牛に並ぶ受容器が，ピアノの鍵盤のようなものとみなすことだ。

　そのとき，聴覚のしくみは一変する。耳に届く空気波に鍵盤を弾かせることで，音を出す振動源が近くにあると私たちは感じるのだ。

12.1 耳の構造

片方の耳に届く波は外耳道を通り鼓膜を振動させる（**図12.1**）。その振動は，中耳にある耳小骨（ツチ骨，キヌタ骨，アブミ骨）を経て，内耳のカタツムリの殻に似た骨（骨迷路，蝸牛）の中に伝わる。蝸牛が聴覚器の本体だ。空気波を受け，蝸牛は聴神経に脳に向かうインパルスを発射する。

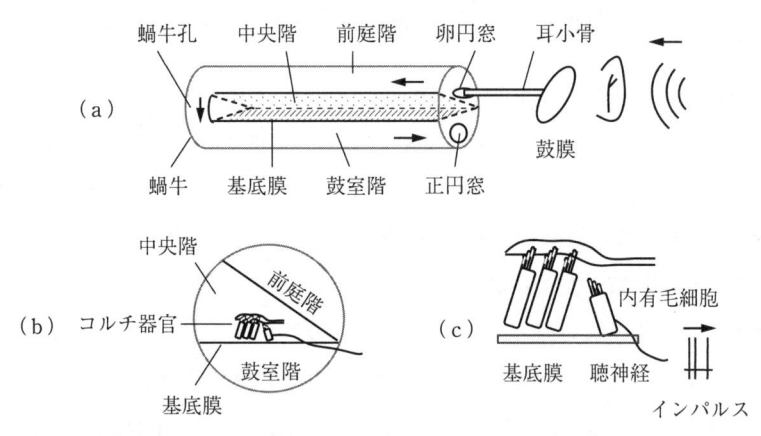

(a) 空気の波は鼓膜，耳小骨を経て蝸牛に伝わる。蝸牛は巻き貝のような骨（直線状に伸ばしてある）で，中にリンパ液が満ちている。
(b) 蝸牛の横断面（基底膜の上にコルチ器官がある）
(c) コルチ器官の拡大図（内有毛細胞は基底膜の振動を受けて受容器電位を発する。受容器電位は聴神経にインパルスを起こし，これが脳に伝わる）

図12.1 蝸牛のしくみ

蝸牛は，整然とした構造を中に持つ。中は，2枚の膜（前庭膜，基底膜）で3階（前庭階，中央階，鼓室階）に区切られ，各階が蝸牛の入口から奥まで並行に巻き上がる。構造の説明を容易にするため，ここでは，管を直線状に伸ばしてある（a）。

前庭階と鼓室階は細胞外成分に近い外リンパ液で満たされ，二つの階は奥の

蝸牛孔でつながる。中央階は，蝸牛管とも呼ばれるもので，波の受容器がある。蝸牛管の中は細胞内成分に近い内リンパ液で満たされ外リンパ液とは隔絶している。

耳小骨の振動は，前庭階の卵円窓で外リンパ液をたたく。液中に生じた波は，前庭階を進み蝸牛孔を通って鼓室階に下がる。その波は鼓室階を戻り，正円窓から中耳（空中）に出る。

ある周波数の正弦波が耳に届くとき，特定の位置にある基底膜が特異的に振動する。波の周波数が高くて 20 000 Hz に近いとき，蝸牛の入口の基底膜が振動する。波の周波数が低くなるにつれて，振動する基底膜の位置は一様に奥に向かって移動する。20 Hz に近い低周波の波は，最奥部の基底膜を振動させる。

基底膜には，入口から奥まで，コルチ器官と呼ばれる構造が規則的に並ぶ（b）。コルチ器官の内有毛細胞が，波を受けて電気現象を生む波受容器の細胞だ（c）。基底膜の振動で，細胞から突き出た感覚毛が内リンパ液の中でゆれる。ゆれが閾を超すと，機械的刺激に反応するイオンチャネルが活動し，受容器電位が細胞に発生する。

内有毛細胞はニューロンではなく，それ自身はインパルスを出さない。内有毛細胞に生まれた受容器電位は，シナプスを介して聴神経に興奮性シナプス後電位（EPSP）を誘発し，それが脳に向かうインパルスを起こす（c）。

1個の内有毛細胞は，シナプスを介して数十本の聴神経につながる。そして，個々の内有毛細胞は，ほかの内有毛細胞とは独立に，聴神経にインパルスを発する。ヒトの蝸牛では，内有毛細胞の数は片側の耳で約 3 500 個である。

今，ある周波数の正弦波を片方の耳に加える（図 12.2（a））。すると，蝸牛の特定の位置にある波受容器が反応し，それがつながる聴神経にインパルスを発射する。その発火頻度は，決まった周波数で最高になり，周波数がそこから上がっても下がっても急峻に低下する（b）。発火頻度が最高となる周波数を，その波受容器の持つ特徴周波数と呼ぶ。

特徴周波数は，蝸牛の入口で最も高く（約 20 000 Hz），奥に進むにつれ一様

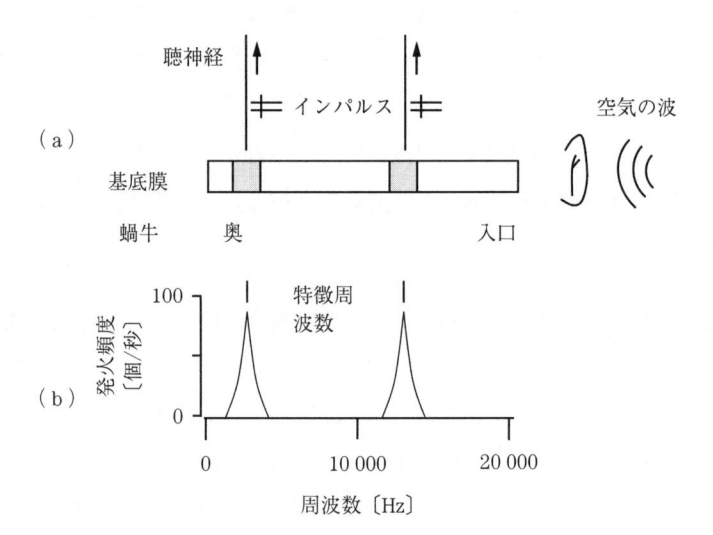

(a) 正弦波が耳に届くと，蝸牛の特定の基底膜が振動する。すると，受容器が活動し，聴神経にインパルスを出す。
(b) 受容器が聴神経に生むインパルスの発火頻度は，特徴周波数の波のときに最高となり，周波数がそれよりわずかに上下すると急峻に低下する。

図 12.2　蝸牛の受容器

に低下する。これは，振動する基底膜の位置が周波数の低下に伴い奥に移動することに対応する。耳に届く波を受けて，1個の内有毛細胞1本の聴神経にインパルスを出す構造が，受容器の機能上の単位である。

このような構造を持つ受容器は，波をインパルス列の符号に変えるマイクロホンか。それとも，受容器は，周波数の比較器だろうか。

12.2　受容器はセンサーか

生体と比較するため，人工の通信機をまず考察しよう。

電話機は，送話者が送話器に発した波を，離れた地点の受話器にそのまま伝えるための装置だ。送話器のマイクロホン（センサー）は，波を電気信号（符

号）に変換する。電気信号が無線で受話器に伝わると，電気信号がスピーカーを駆動し，元の波が再現される。受話者は，生じた波を，音（声）として聞く。このとき，センサーは送話器に1個あればよい。

生理学では，今まで，耳の受容器は波のセンサー（マイクロホン）だと説明してきた。受容器は空気波を符号に変えて脳に送る。脳では符号が解読され，音が聞こえるとの感覚になると説く。これが，エイドリアンの説明だった。だが，この説明には，センサーの側と，解読する脳の側の両方で問題がある（3.1節）。

今見たように，片方の耳の蝸牛には，特徴周波数が異なる3 500個もの波の受容器がある。この数は，電話機にある1個のセンサーと比べると，かけ離れている。もし波の受容器がセンサーなら，それが聴神経に引き起こすインパルスは，波のどんな情報を運ぶのだろうか。

100 Hz以下の空気波では，波の山とインパルスが同期する例がある（図12.3（a））。この結果から，波受容器は，空気波の周波数をインパルス列に変換するセンサーだとの説明が行われている。これが事実なら，受容器の特徴周

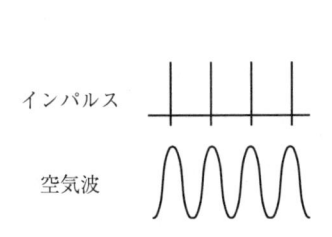

（a）空気波とインパルス
（空気波の山とインパルスが同期）

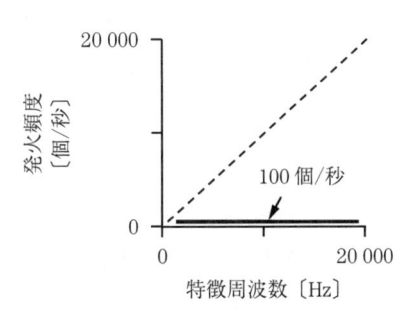

（b）特徴周波数と発火頻度(最高値)の関係。インパルスの発火頻度（最高値）は，100個/秒を超えない。発火頻度が特徴周波数に追従すると仮定したときを破線で示す。

図12.3　受容器はセンサーか

波数が高いほど，それに同期して発火頻度が上昇するはずだ（(b) 破線）。

　だが，現実はまったく違う。特徴周波数は受容器ごとに異なり，可聴域（20 〜 20 000 Hz）の範囲に分布する。しかし，それぞれの受容器が聴神経に出すインパルスの発火頻度の最高値は，どの受容器でも似ており，100 個/秒より高い頻度で発火することはまずない（(b) 実線）。

　つまり，波の周波数が 5 000 Hz や 10 000 Hz になっても，発火頻度は 100 個/秒よりも低いままだ。発火頻度が，波の周波数に追従して上昇することはないのだから，発火頻度は周波数の符号ではない。

　温度やメンソールなど刺激の変化が遅いときには（一定値に近い成分），発火頻度の方が温度などの変化に比べて早いので，発火頻度が符号だとしてもどうにか説明できた（図 3.1）。しかし，空気波や電磁波など周波数の高い波が感覚対象の場合には，発火頻度の方が波の周波数よりはるかに低い。そこで，発火頻度が波の符号だとはとても主張できない。

　こうして，3 500 個の受容器が波の周波数をインパルスの発火頻度に変えるセンサーだとする説明に，根拠はない。だから，波の受容器がセンサーだとの見方を棄却すべきだ。

　符号を解読するはずの脳の側はどうだろう。

　受容器が波のセンサーなら，3 500 個のセンサーから運ばれてくるインパルスが脳で解読され，波に戻るはずだ。しかし，脳に空気波は生まれない。また，空気波を聞く人も，脳にはいない。だから，符号を波に戻す意味はない。

　エイドリアンの説明に従えば（図 3.1），空気波を受けてセンサーが引き起こすインパルスが脳で解読されるとき，音が聞こえるとの感覚になるはずだ。しかし，何度も述べたように，この説明は筋が通らない。これでは，センサーは波を符号に直すが，脳は符号を解読しないというに等しいからだ。

　左右の耳に届く空気波は音ではない。だから，空気波の情報（周波数と振幅）を中にコピーしても，音はけっして生まれない。

　そもそも，私たちの聴覚の対象は，振動源であり，耳を刺激する空気波では

ない。耳に届く波の情報を符号に変えて中に伝えても，振動源から音が聞こえるとの私たちに生まれる感覚を説明することはできない。

12.3　受容器は周波数の比較器

これまで，耳の受容器は音を電気信号に直すセンサー（マイクロホン）だといわれてきた。しかし，今述べたように，耳の受容器はセンサーとしては働かない。では，耳の受容器の役割は何か。

蝸牛の基底膜にある波受容器（有毛細胞）は，特徴周波数に近い波がきたときに活動し，インパルスを聴神経に引き起こす（図12.2（a））。そのインパルスの発火頻度は，特徴周波数と同じ周波数の波が届くときに最高となり，周波数がそれより高くても低くても急峻に低下する（b）。

だから，波受容器は，連続的な周波数の空気波を，特徴周波数を中心とする3500個の領域に分けて取り込む帯域比較器（バンドパスフィルター）と私はとらえる（図12.4（a））。耳に届く波がそれぞれの領域にはいれば，比較器は，聴神経にインパルスを引き起こす。ここでは，特徴周波数をつけたスイッチで，それぞれの比較器を表現している。

耳の受容器が全体として周波数を3500個に区分することは，他の受容器（冷受容器，温受容器など）が状況を2～3個の領域に分けることに比べて，はるかにきめ細かい。この分解能の高さは，振動源の出す空気波を私たちが正確に把握するのに有効である。

もし，波の周波数を2～3個の領域にしか分けないなら，忠実度が低くなる。音が聞こえるか，聞こえないか，にしか分かれない。そのときには，さまざまな高さの音でできる音楽や言語は，生まれなかったに違いない。

蝸牛に並ぶ比較器の特徴周波数は，蝸牛の入り口から奥に進むにつれ規則的に低下する（a）。このような比較器の並びは，ピアノの鍵盤に似たものと見ることができる（b）。

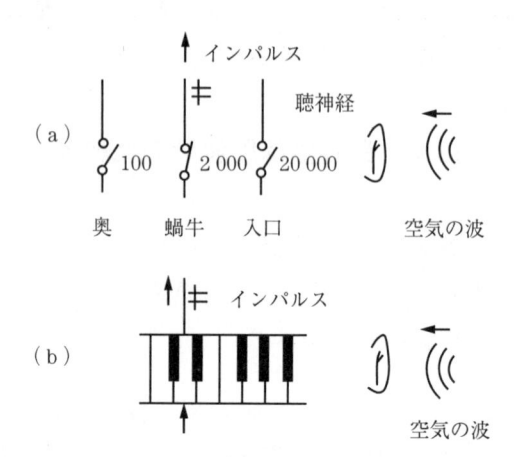

(a) 蝸牛の受容器は，周波数の比較器。蝸牛の入り口から奥にかけて，受容器の特徴周波数は一様に低下する。

(b) 特徴周波数の低下する順に並ぶ比較器は，ピアノの鍵盤に似ている。

図 12.4　蝸牛は周波数の比較器

12.4　聴覚系は鍵盤楽器

　振動源が，単一周波数の波を出すとき，その波は3 500個ある鍵盤の一つをたたく。すると，そのキー（受容器）は，聴神経を介して脳にインパルスを送り，聴覚野の標的ニューロンを刺激する。そのとき，聴覚の世界が現れ，ある高さの音が振動源から聞こえるとその人は感じる（図12.5）。

　そこで，耳の鍵盤からの路がつながる標的ニューロンは自己ニューロンであり，振動源から音が聞こえるとの感覚を生む「情報」を一つ持つと，私はとらえる。聴覚での「1自己ニューロンに1情報」説だ。

　すなわち，ある特徴周波数のスイッチ（周波数の比較器）と，対応する音を生む自己ニューロンのペアが，物理世界と感覚世界を結ぶ聴覚の単位である。

　音の感覚は，生まれつきのもので，年を取っても変化しない。だから，音の

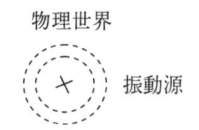

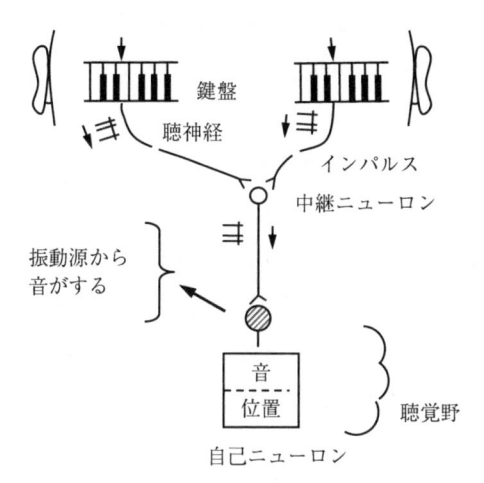

12.4 聴覚系は鍵盤楽器　155

図 12.5 聴覚系は鍵盤楽器（脳を上から見た図）

感覚を生む「情報」も，自己ニューロンの ROM に生まれつき備わり，その内容が変化しないように維持されているはずだ。

こうして，聴覚系は，鍵盤楽器に似たものととらえることができる（図 12.5）。

聴覚系は，耳に 3 500 個のキーを持つ鍵盤を準備して空気波がくるのを待つ。振動源からの波が耳に届くと，その波にいろいろな鍵盤をたたかせる。たたかれた鍵盤からのインパルスが脳の自己ニューロンに伝わるので，振動源の立てる波の周波数，振幅，時間経過によく追従した音が聞こえるとの感覚が生まれる。

こうして，耳の受容器を比較器ととらえてはじめて，音の感覚の説明が可能

になる。

12.5 振動源の定位

　振動源は，体の周囲のさまざまな方向にある。私たちは，どの位置の振動源が波を立てても，そこから音が聞こえると感じる。そこで，次のようなしくみが考えられる。

　2台の鍵盤（3500個ずつキーがある）と，そこから並行して脳に向かう路が最後につながる共通の自己ニューロン（3500個）の1セットが，鍵盤楽器の一つを作る（図12.5）。1セットの中の3500個の自己ニューロンは，それらが活動すると，すべての高さの音を振動源が出すと，私たちは感じる。

　振動源の位置が変わると，2台の鍵盤のキーは同じだが別の自己ニューロンのセットが活動する。すなわち，2台の鍵盤がつながる自己ニューロンのセットは，振動源の方向ごとにある。

　このしくみなら，さまざまな位置にある振動源が同時に波を立てるとき，別々の振動源が出す音として聞くことができる。これは，私たちがいつも経験している音の感覚に一致する。

　聴覚野には，同じ周波数の波に反応して活動するニューロンが多数ある。これは，自己ニューロンのセットが，振動源の方向ごとに必要だとの上の見方を支持する。

　ある方向の振動源から波が届くときに一つの自己ニューロンのセットが選ばれるしくみは，次のように考えられている。

　振動源から伝わる波は，わずかな時間差（数十マイクロ秒）で，左右の耳に届く。両耳に届く波が，同じ特徴周波数の鍵盤を弾くと，時間差のある2列のインパルスが左右の聴神経に出る（図12.5）。

　振動源からの距離が近く，早い時刻に聴神経に出るインパルス列が，距離の長い路を通って時間待ちする。そして，左右の2列のインパルスが中継ニュー

ロンに同時に着くときにだけ，その中継ニューロンはインパルスを出すと知られる[51]。

中継ニューロンのインパルスが，聴覚野の標的ニューロンを刺激すると，その振動源から音がするとの感覚が生まれる。

鍵盤に届いた波に応じて自己ニューロンが活動するとき，自己ニューロンごとに世界が立ち上がる。つまり，高さの異なる音を，個々の細胞が聞く。

しかし，私たちが感じる音の世界は，ばらばらでなく，同じ世界にある連続的なものだ。そこで，自己ニューロンの世界は統合され，さまざまな場所からいろいろな高さの音が連続的に聞こえるとの世界が生まれる。

デカルト[4]は，視覚について次のように述べている。われわれが一つのものを見るとき，目は二つなのに，一つのものとして見る。だから，脳に一つしかない松果腺が，ものを見る中枢（つまり精神の座）である。そして，左右の目から伸びる2本の視神経が，単一の松果腺につながるとの図を描いて，その証拠とした。

しかし，現在では，視神経からの2本の線は，松果腺につながらないことがわかっている。左右の目から出る2本の視神経は，後頭部にある左右二つの視覚野につながる。

ここでは（図12.5），二つの耳からの聴神経が，聴覚野の一つの自己ニューロンにつながることで，特定の方向にある振動源が一つの音を出すと感じると述べた。つまり，この方法なら，一つの振動源が出す波を二つの耳でとらえ，一つの音として聞くことができる。

だから，脳の中に一つしかないとの理由で，松果腺（多数のニューロンのかたまり）を感覚の中枢だと考える必要はない。

12.6 聴覚野のニューロンが持つROM

聴覚でも，「1自己ニューロンに1情報」説が成立する。では，この説に，

実験的な証拠があるのだろうか。

すでに述べたように，ラベルつき線路説[41]は，この見方を支持する。ラベルつき線路説に基づき人工内耳が実用化されている。鼓膜などに障害を持つ患者の両耳の蝸牛に，数本の電極を埋め込む。それらの電極で聴神経を電気刺激すると，電極の位置ごとに高さの異なる音が体の外の振動源から聞こえるとの感覚が患者に生まれる。

もしも聴覚系がラベルつき線路説に従わないなら，聴神経を刺激しても音が聞こえるはずがない。

ペンフィールド[42]は，意識のある患者を使い，聴覚野を電極で電気刺激している。電気刺激を行うと，ドアをノックする音や，ものを引っかく音が体の外から聞こえるとの感覚が患者に生まれた。

そのとき，誰もドアをノックしていないし，ものを引っかいてもいない。脳に加えた電気刺激が自己ニューロンを活動させたので，体の外から音が聞こえるとの感覚が生まれたのだ。

そこで，この実験も，聴覚野に，ROMを持つ自己ニューロンがあることを支持する。

13章 視覚

13.1 視覚の概要

　私たちは，さまざまな色にあふれた景色を見る。新聞や本の字を読み，テレビを見る。車や電車が走るのを見る。近くのものだけでなく，遠くの山や空，さらには，ずっと遠くにある太陽，月，星を見る。毎日の経験から，体の外のものが光を放ち，それを目で見ると思っている。

　だが，何度も述べたように，色や明るさは，自己の心に生まれた感覚である。空には青い色はないし，夕日は赤い色を出していない。空や夕日が出すのは無味乾燥な電磁波だ。

　だから，体の外の情報が中にはいって感覚になると説くセンサー説の枠組みでは，空が青い，夕日が赤いと見える感覚の説明はできない。現在の生理学の教科書はすべてセンサー説に立つ。そこで，ものが見えるしくみは，どの教科書でも，まったく説明されていない。

　電磁波には，X線，紫外線，可視波，赤外線，携帯電話の電波などいろいろな波長の波がある。どの電磁波も，真空中を毎秒約30万キロメートルの速さで四方八方に広がる波であり，単なる自然現象だ。

　380〜780 nm（ナノメートル，ナノは10^{-9}）の波長の電磁波が目にはいると，ものが見える，と私たちは感じる。

　今まで，この電磁波は，可視光線あるいは光と呼ばれてきた。だが，この電

磁波も，物理世界の無味乾燥な自然現象であり，私たちが感じる明かりや光ではない。本書では，この電磁波を可視波と呼ぶことにするが，これは他の波長の電磁波から区別するための名称である。

太陽からの電磁波が地球に降り注ぐ昼間は，可視波がその中に含まれるので，まわりが明るいと感じる。太陽が沈むと，可視波がなくなり，あたりは真っ暗になる。そのとき，紫外線や電波がまわりにたくさんあったとしても，ものは見えないし，明るいとも感じない。

なお，太陽は，地球を照らすために電磁波を放出しているのではない。太陽が出す電磁波の一部を，ものを見るための方法として動物は使う。これは，動物が行った大発明である。

可視波は目の網膜を刺激するが，可視波が網膜の位置に見えるのではない。ものが出す可視波が目のレンズを介して網膜を刺激すると，物理世界に重なる感覚世界が現れ，そのものの色や形が見えると私たちは感じる。

これは，デカルトが指摘するとおりである。すなわち，「たんにたいまつからくる運動を感じているのでなく，たいまつそのものをわれわれは見る」のだ[4]。ここでの運動とは，電磁波のことである。

こうして，感覚の三要素は，視覚では次のようにまとめられる。体の外の物理世界にあるもの（第一要素）が出す電磁波を目が受け，物理世界に重なる視覚世界（第二要素）を，脳が自己の心に作りだす。その視覚世界（舞台）を，自己（第三要素）が見る。

体の外にあると思っている3次元空間は，自己の脳が物理世界に重ねて作りだした仮想空間（第二要素）である。この空間は，私たち一人ひとりの頭の中にしかない。

目を閉じれば，電磁波が目にはいらないので，自己が見ている舞台は消える。そのとき，ものが見えなくなったと感じている自分（第三要素）は残る。心の中に生まれた舞台と，それを見ている自己が異なることがわかる。

私たちは，脳が物理世界に重ねて作りだした仮想空間を，現実の空間と感じている。それほど，仮想空間はうまくできている。

しかも，この感覚世界は，私たちに共通のものと考えられる。なぜなら，感覚世界を作りだすしくみが，人間に共通だからだ。

13.2　視細胞は波長の比較器

では，どのようなしくみで，自己は視覚世界を作り上げるのだろうか。ここでは，ものが出す電磁波を可視波に絞って話を進める。

体の外のものが出す電磁波が目のレンズを経て網膜を刺激するとき，電磁波を出すものの色や形が見える（第二要素）との感覚が私たちに生まれる。

目の網膜上には，電磁波を受けて活動する視細胞（錐体と桿体）がたくさんある（**図13.1**）。視細胞が活動すると，それに連なる細胞が活動し，視神経にインパルスを出す。視細胞は可視波の受容器だが，それ自身はニューロンでは

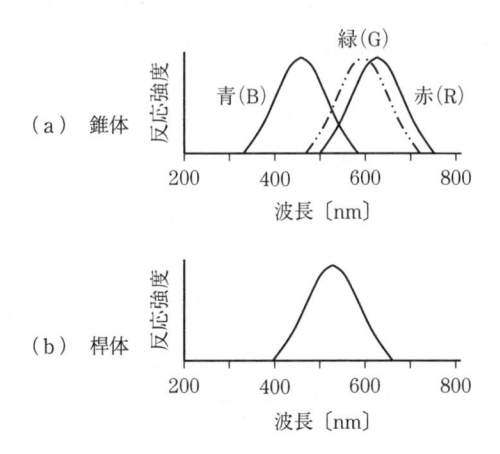

網膜の受容器は，波長を固有の帯域に分割し，電磁波が帯域にはいるときに活動する比較器である。

図13.1　視細胞は波長の比較器

なく，インパルスを出さない。

　錐体（a）は，可視波の豊富な昼間に，桿体は可視波の少ない夕暮れどきに働く。

　錐体には，赤（R），緑（G），青（B）と感じる波長（特徴波長）の波が届くときに，反応が最大になる3種類がある。それぞれを，R錐体，G錐体，B錐体と呼ぶ。そこで，R，G，Bの錐体が働くとき，赤，緑，青の感覚を自己の心にそれぞれ引き起こすと考えられる。

　波の波長が，特徴波長より長くても短くても，錐体の反応は低下する。しかし，その低下はなだらかだ。波長に対する反応曲線はR，G，Bの錐体の間で，相当の重なりがある。そこで，単一波長の可視波が網膜に達するとき，R，G，Bの錐体がいずれも働いて，異なる発火頻度で視神経にインパルスを出すこともある。

　これは，耳の受容器とは対照的だ。耳の受容器のそれぞれは，特徴周波数を中心とした狭い範囲の波にしか反応しない。

　一方，桿体（b）は1種類であり，これも特徴波長で最大になる山型を示す。桿体の特徴波長は，錐体のものと大差はない。だが，夕闇で桿体が活動するときには，明暗（白黒）の感覚しか生まない。

　錐体と桿体は，今まで，光のセンサーだといわれてきた。網膜に届く電磁波の情報をセンサーが符号（インパルス）に変換して脳に送り，脳で符号の解読が行われて，ものの光や色が見えると説く（センサー説）。

　しかし，先に述べたように，電磁波は物理世界の無味乾燥な現象だ。電磁波そのものには色も明るさもない。だから，視細胞は光のセンサーではないし，それが視神経に出すインパルスは，色（光）の符号ではない。

　光（色）が見えるとの感覚は，私たちの脳が心に立ち上げた感覚世界のできごとだ。すなわち，体の外にある電磁波と，ものが見えるとの感覚とは，異なる世界に属す。だから，インパルスが届いても，その符号の解読で感覚が生まれることはいっさいない。センサー説で，視覚を説明することは，不可能だ。

これに対し，視細胞は連続的な電磁波の波長を帯域で分割する帯域比較器（バンドパスフィルター）だと私はとらえる。それぞれの波長域（バンド）にはいる波がきたとき，視細胞はスイッチをつけ，視神経上にインパルスを引き起こす。

視神経のインパルスは，脳の視覚野の標的ニューロンを活動させる駆動信号だ。インパルスは光や色の情報を運ばないのだから，ものが見えるとの感覚を引き起こす「情報」は，脳に備わるとしか考えられない。

視細胞が電磁波の波長の比較器であり，波長が活動域にはいるときにだけ受容器は駆動信号としてのインパルスを出す。だからこそ，固有の視覚世界を脳が作ることが可能なのだ。

13.3 視細胞と自己ニューロンが作る視覚系

赤（または緑や青）の感覚を生む波長の波をものの一点が出すとき，その波は，目のレンズを経て，光学的に決まった位置の網膜に集まり，R（またはGやB）のスイッチをつける。すると，対応する視神経がインパルスを出し，脳の視覚野の標的ニューロンを活動させる。そのとき，目の前の一点が，赤（または緑や青）に見えるとの感覚が私たちに生まれる（図13.2）。

そこで，R（またはGやB）のスイッチからの路がつながる標的ニューロンは自己ニューロンであり，そのROMには，視野上の一点が赤（または緑や青）に見えるとの感覚を生む「情報」があると，私はとらえる。

これは，色（質）と位置の感覚が一体となった「情報」が自己ニューロンにあるとの見方，すなわち，「1自己ニューロンに1情報」説だ。

そのとき，視細胞と自己ニューロンのペアが，物理世界と視覚世界を結ぶ視覚の単位を作る。R錐体と赤の感覚を生む自己ニューロン，G錐体と緑の感覚を生む自己ニューロン，B錐体と青の感覚を生む自己ニューロン，桿体と明暗の感覚を生む自己ニューロンが，それぞれペアを作るとの見方だ。

感覚世界

物理世界

電磁波

網膜　視覚野

錐体　R　G　B

桿体

赤｜位置
緑｜位置
青｜位置
明暗｜位置

目　視細胞　自己ニューロン

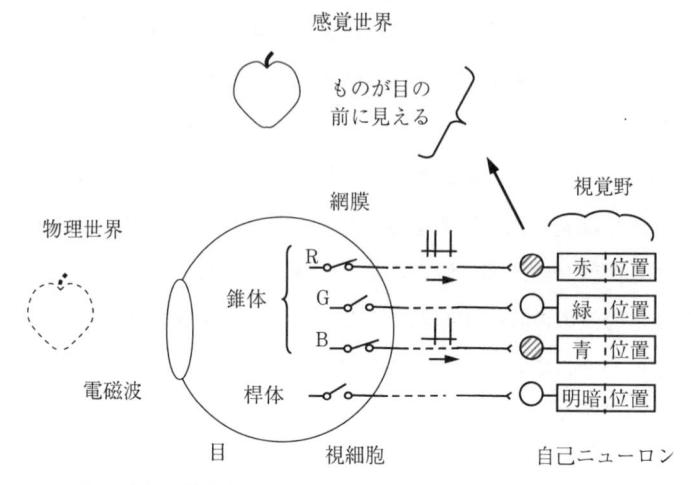

ものが目の前に見える

ものが出す電磁波は、目のレンズを経て、光学的に決まった位置の網膜に届く。するとR, G, Bのスイッチが視神経にインパルスを出し、ものが見える。

図 13.2　比較器に基づく視覚の説明

　すると、ものの一点が出す電磁波が、赤（または緑や青）の錐体を活動させるものであれば、錐体とのペアを作る自己ニューロンが働き、強度が異なっていても赤（または緑や青）の一点だけが、私たちに見える。

　網膜の視細胞から脳の視覚野の自己ニューロンまでには、いくつかの細胞が介在する。そこで、視細胞と自己ニューロンが独立したペアを作るとするのは、単純化したものである。だが、ここではあえて、このモデルを提出する。見ることの基本のしくみを明らかにするのが、今、重要と考えるからだ。

　体の外の一点からの電磁波で一つの視細胞が働くとき、それにつながる自己ニューロンは個別の視覚世界を反射的に立ち上げることになる。だが、私たちが見ている目の前の世界は、個別のばらばらなものでなく、一つの広い視覚世界である。

　そこで、自己ニューロンが作る個々の世界（舞台）は統合されて、一つの大

13.3 視細胞と自己ニューロンが作る視覚系

きな世界（舞台）ができるにちがいない。そのとき，視覚の世界の中で赤，緑，青の点が平均化され，さまざまな色が見えるとの感覚が私たちの心に生まれるのだろう。

目と脳が作る視覚のしくみは，カメラと受像機で作るテレビのしくみに似ている。両者を比べると，視覚が理解しやすい。

どちらも，体の外のものが出す電磁波をレンズで平面（網膜，CCD）に映す。その平面は小さな区画（画素）に分解され，区画ごとに信号を送りだす。その際，R，G，Bに対応するフィルター（波長の比較器）を，どちらも持つ。

受信部（脳，受像機）では，送られてきた駆動信号により，区画ごとに備わる「情報」が発現する。脳では視覚世界（の舞台）が目の前に現れる。受像機では，赤（または緑，青）の感覚を生む波長の波を出す色素が励起され，テレビ画面が生まれる。

網膜から脳に向かう視神経には，片側で100万本もの線維があり，区画ごとの信号が並列に脳に送られる。だから，視野のどの点も，同時にかつ連続的に見える。

一方，カメラではCCDの画面を高速度で電子的に操作し，R，G，Bの信号を1本ずつの線で受像機に運ぶ。操作信号ゆえ，テレビ画面1枚を完成するのに時間がかかる。テレビ画面のどの点も，一定の時間間隔をおいて，短時間だけ電磁波を出す。

だが，視覚とテレビには，本質的な違いがある。ものを見る主体がいるか，いないかだ。視覚では，目の前にある物理世界（第一要素）に重なる視覚世界が心に生まれ（第二要素），その舞台を私たち（第三要素）が見る。

一方，テレビでは，カメラの前にある物理世界（第一要素）が，離れた場所にあるテレビ画面に再現されるだけだ。つまり，テレビ画面は，無味乾燥な電磁波を出している第一要素だ。意外なことに，カラーテレビの画面は電磁波を出すだけであって，色はついてない。もちろん，画面を見る主体は，受像機の

中にはいない。テレビ自身は，テレビ画像を見ない。

テレビ画面に色のついた画像が見えると感じるのは，受像機の外にいる私たちだ。私たちは，色を見る視覚を持つから，テレビ画面に色がついて見えるのだ。

網膜にある錐体は，可視波の波長をR，G，Bのフィルターで3領域にしか分けない。それでも，私たちは，可視波の波長に対応した数多くの色を見分けることができる。これに対し，耳の受容器（有毛細胞）は，可聴域の波の周波数を3500個のフィルターで細分する。この違いは何に起因するのだろうか。

視覚では，物理世界に重なる感覚世界が立ち上がる。その感覚世界では，強度の違う赤または緑，青（三原色）と見える点が，視野を独立に埋めつくす。それぞれの点を空間的に平均化することで，さまざまな色があると感じることができる。

ところが，聴覚では，一つの振動源が出す空気波の振動数や振幅は，実時間の経過に伴い刻々と変化する。そこで，（仮定した）三原音を混ぜることでいろいろな高さの音（の感覚）を生むのは難しい。可聴波の周波数を3500に分け，それぞれに対応する3500個の高さの音を割り振る方が，現実的だったのだろう。

13.4 特徴抽出説

比較器説と比べるため，ヒューベルとウィーゼルが提出した「特徴抽出説」を検討しよう。「特徴抽出説」も，センサー説に立つ。

彼らは，ネコにスクリーンを見せ，視覚野のニューロン活動を記録した（図13.3）。黒い背景に白の縦線や横線，斜線，回転する線をネコに見せると，別々のニューロンがインパルスを出した。そこで，彼らは，視覚とは視野の特徴を抽出することだ，と結論した。

この仕事で，1981年に二人はノーベル賞を受ける。今も教科書の説明は，

スクリーン　　　　　　　　　視覚野のニューロン

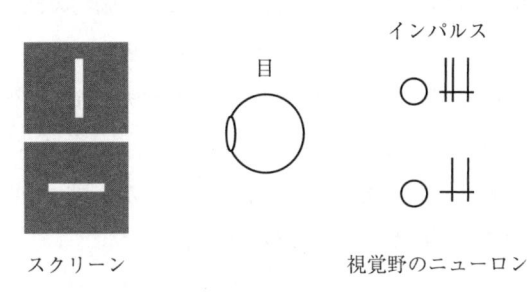

スクリーンに縦，横の線が提示されると，ネコの
脳の視覚野のニューロンがインパルスを出す。

図 13.3　特 徴 抽 出 説

彼らの仕事が中心に行われている[44), 52)]。

　特徴抽出といえば聞こえがいい。だが，それは，「視覚系は縦線や横線などにしか反応しない低レベルのものだ」というに等しい。

　カエルは，動くハエなどの生餌(いきえ)しか食べない。なぜか。カエルの視覚は，動きという特徴を抽出するもので，止まっているものが見えない。すなわち，カエルの視覚は動くものしか見えない低レベルのものだ。

　私たちが見ている世界は豊かであり，「特徴抽出説」の説明とは大きな開きがある。私たちは，物理世界に重なる視覚世界を心に立ち上げ，視野の全面を埋めるものの色や形を見ている。縦線や横線などの特徴しか見えないのではない。

　そもそも，ネコの眼前のスクリーンに提示してあるのは電磁波であって線ではない。その電磁波を見て，スクリーンに縦線や横線があると感じているのは，その場にいる実験者である。

　しかし，ネコがそれを縦線や横線と見ているかどうかはわからない。また，脳のニューロンが出すインパルスと，ネコに生まれる視覚を関連づけることはできない。ネコがどのようにものを見るのか，私たちにはわからないからだ（8章）。

動物を使う実験の限界を知っておかねばならない。動物の感覚世界は，それぞれの動物の感覚系が作るものであり，動物ごとに異なる。ミツバチの見ている世界と，私たちの見ている世界はちがう。ミツバチには，紫外線を出すものが見えると思われるが，私たちには見えない。

ネコの視覚系を調べるこの実験では，ネコのしくみを調べているのか，私たちのしくみを調べているのかが，明らかでない。

ネコの実験で得られた「特徴抽出説」は，人間がものを見るしくみを明らかにするものではない，と私には感じられる。

14章 感覚の枠組み転換

　ここでは，本書で述べてきた感覚系の新しい見方をまとめよう。

　日常生活では，暑さ・寒さ，においや味，音や景色を五感でとらえている。だから，これらは，体の外にあるものだと私たちは思っている。

　しかし，日常の経験からは信じがたいが，体の外には暑さ・寒さ，味やにおい，音や光はない。体の外にあるのは，ものや温度，化学物質，空気波，電磁波など無味乾燥な自然現象だ。物理世界の情報が脳にはいっても，暑さ・寒さや味，におい，音，光などの感覚にはけっしてならない。

14.1　センサー説から比較器説への転換

　しかるに，伝統的な生理学は，体の外の状況が内にはいったものが感覚だと説明してきた（図8.2（c））。すなわち，受容器はセンサーであり，体の外の情報をインパルス列という符号に変えて脳に送る。その「符号」が脳で解読されて，感覚になると説く。

　ジョン・ロックは，体の外にある状況が，脳にある白紙にコピーされるという[12]。すなわち，経験がすべてであり，経験に先立つ能力を脳に認めない。つまり，センサー説は，経験論の系譜にある（図8.2（a））。

　だが，センサー説の説明は筋が通らない。温度の符号を解読しても，元の温度に戻らず，符号に含まれない「感覚」が生まれるというのだからだ。体の外の物理量の「情報」が中にはいって，私たちの心に生まれる感覚になるはずがない。

170　　14章　感覚の枠組み転換

　エイドリアンがセンサー説を提出して約80年になる[11]。しかし，いつまでたっても，音が聞こえ，色が見えることの説明はない。これが生理学の現状である。これは，センサー説の枠組みが妥当でないことに起因する。枠組みを転換すべきときにきている。

　これに対し，受容器は，体の外の物理量を受容器の活動領域と比べ，その領域にはいる物理量がきたときにだけ活動する比較器だと，私は明らかにした（図8.2（d））。つまり，その物理量が比較器の活動領域にはいるなら，比較器はインパルスを出す。そのインパルスは，標的の細胞を活動させる引き金として働く。

　体性感覚や味覚，嗅覚の受容器のそれぞれは，対応する物理量を2段階の粗さに分ける。一方，耳の受容器は，全体として，可聴波の周波数を3500段階の細かさに分ける。また，目の受容器は，全体として，電磁波の波長を3段階に分ける。

　比較器が出すインパルスは脳に伝わり，標的の自己ニューロンを活動させる。そのとき，私たちの心に感覚世界が生まれ，例えば皮膚が冷たいと私たちは感じる。つまり，自己ニューロンには，感覚世界を生む「情報」があり，その舞台を感じる自己がいる。

　感覚を生む「情報」は，生まれつきのもので，年を取っても変化しない。だから，「情報」は，書換えのできないROMにあると考えられる。

　こうして，センサー説から比較器説に転換すると，感覚の説明が可能になる。

　デカルト[4]は，目からの信号が脳に届くと，目の前のたいまつが見えると述べた。つまり，「外を見るしくみ」が脳にもともとあるとの「生得説」を説く（図8.2（b））。

　こうして，「比較器説」は，「生得説」に一致する。感覚を生む能力が脳に備わるとの点で，両者は一致する。「生得説」に対応する感覚系の見方が生理学に登場したといえる。

言い換えると，比較器説は，「生得説」と「経験論」の歴史的な対立に決着をつけ，生得説が妥当だと判定する。

14.2 心身二元論

しかし，デカルトを持ちだすと，「脳と心は別」と唱えたデカルトの心身二元論（二元論と略す）が，行く手に立ちふさがる。二元論は，「自己ニューロンが感覚を生む」との私の見方（一元論）とは矛盾する。

だから，二元論を避けて通るわけにはいかない。本書のしめくくりに，二元論を考えよう。

14.2.1 一元論と二元論

デカルトは，自分自身の哲学を始めるにあたり，方法を模索した。その方法を書いたものが『方法序説』である[53]。デカルトにとって，当時の書物から得られる知識は疑わしいものばかりだった。疑わしいものに基づいて行った考察は，いずれ無に帰す。だから，すこしでも疑わしいものは捨て，確実なものだけから出発しなくてはならないと，デカルトは決意する。

自然科学であっても，研究を始める際には，しっかりとした方法論が欠かせない。方法があやふやだと，まちがった結論に導かれる。

デカルトの達した第一原理とは，「われ思う。ゆえにわれあり」だった。疑っている自分というもの，これだけは疑うことはできない。「われ」の存在を，自分の出発点にしようと，デカルトは決める。

なるほど，この点は理解できる。自分自身を抜きにしては，科学や芸術，日常生活はない。

第一原理の直後に，二元論が現れる。二元論のあらましは次のようだ。

私たちの「脳」は姿・形のある「もの」で，広がり（延長）がある。しかし，私たちの「心」には広がりがない。「心」は，「もの」ではない。「心」は，

存在する場所もいらないし,物質的なものにまったく依存しない。つまり,脳は心を生まない。しかし,「心」は実体としてある[53]。

では,何が心を生むのか。それは神だとデカルトはいう。二元論が成り立つ前提は,神である。全能で完全な神の存在なしには,二元論はない。「心」は,無からは生まれないからだ。

これは,日本人にとっては唐突な説明だが,デカルトにとっては唐突ではない。神がいなければ,二元論は根拠を失う。

ところが,視覚などの感覚を実証的に分析している『情念論』では,デカルトの説明はがらりと変わる。デカルトは,人間の脳の解剖図を書く。左右の眼球から伸びる視神経の束は中央で一つになった後,左右に分かれ,脳の奥に向かう。束は,最後に脳の単一の器官である松果腺につながる。

現在の知見では,目から松果腺への結線はない。左右の目から伸びる視神経は,中央で一つになった後,一部は左右が交差し,一部はそのまま,左右の束として奥に伸びる。二つの束は,後頭部の左右の視覚野につながる。

体の外からの運動(電磁波)が目にはいると,目からの刺激が脳(松果腺)に届く。そのとき,目の前のたいまつが見えるとデカルトはいう[4]。すなわち,デカルトは,体の一部である脳に,ものを見るためのしくみ(心)があると述べる。

視神経が到達する脳の位置は,現在の知見とは異なる。だが,デカルトの記述は,体の外の対象を見るしくみを説明する。目にはいる電磁波で脳が活動すると目の前にものが見えるというのだ。だから,「脳が心(視覚)を生む」と結論できる。

これは,本書で私が繰り返してきた見方(自己ニューロンが感覚を生む)と同じだ(図13.2)。すなわち,「脳が心を生む」との,一元論にほかならない。

もし脳と心がまったくの別ものなら,目にはいる刺激で脳が活動しても,ものが見えるとの感覚が生まれるわけがない。

14.2 心身二元論

こうして，一元論と二元論は，心を生むもののちがいから，対立する二つの仮説として表現できる。

$$\begin{cases} 1. \ 一元論：脳が心を生む \\ 2. \ 二元論：神が心を生む \end{cases}$$

脳は，人の体の一部である。だから心身一元論とは「人の体が心を生む」ことに等しい。つまり，「人が心を生む」のだ。

二つの仮説は，ともに成り立つものではない。一方が真実なら，他方はあやまりであり，捨て去るべきだ。

生理学や分子生物学などでは，刺激や破壊を加えたときに実験対象に生じる現象を解析し，実験対象のしくみを明らかにしようとする。最近の分子生物学では，単一の遺伝子を破壊（ノックアウト）したネズミを作り，その遺伝子が作るタンパク質の機能を探ることがよく行われる。

そこで，破壊と刺激の操作を脳に加えれば，一元論と二元論のどちらが正しいか判定できる。

実は，デカルトも同じ方法で，脳と心の関係を「情念論」で調べているのだ。

脳が壊れたときに，心はどうなるか。もし，脳が心を生むなら（一元論），脳が壊れると心も壊れる。一方，もし神が心を生むなら（二元論），脳が壊れても，心は壊れない。

実際はどうか。事故や病気で脳の一部が壊れると，いろいろな障害が心に生まれる[54]。例えば，ものを記憶することができなくなり，ことばがしゃべれなくなる。また，手足がまひし，自由に手足を動かせない。

デカルトも，『屈折光学』で，脳だけが壊れている負傷者や病人では，（中略），感覚が妨げられると述べる。このことは，「脳が心を生む」との一元論を支持し，「神が心を生む」との二元論を否定する。

刺激が生む感覚はどうだろう。もし，脳が心を生むなら（一元論），外から

の刺激で脳が活動すると感覚が生まれる。一方，もし神が心を生むのであれば（二元論），外からの刺激で脳が活動しても感覚は生まれない。

　実際には，体の外の刺激が目に加わって脳が活動すると，私たちにものが見える。同じ説明を，デカルトは『情念論』で述べている。

　つまり，脳の破壊と，脳の刺激で起きる心の変化から，「脳が心を生む」との一元論（心身合一）をデカルトは述べている。これは，「神が心を生む」との二元論を否定することだ。

　だから，『方法序説』で述べた二元論の根拠が薄弱ならば，二元論を捨て去るべきだ。

　二元論を唱える根拠は，心に姿・形（広がり）がないことと，神の存在とである。では，心に姿・形がないことは，神の存在を支持する証拠になるか。けっしてならない。

　例えば，筋肉を考えてみよう。筋肉が活動すると，「ちから」が出る。その「ちから」で手足が動く。しかし，「ちから」そのものに，姿・形（広がり）はない。「ちから」は，目に見えないものだ。それでも，筋肉が「ちから」を出すので，手足が動く，と一元論の枠組みで説明できる。

　「ちから」に姿・形がないのは，万有引力も同じだ（8章）。目には見えなくても，重力があるからこそ，太陽のまわりを地球がまわる。姿・形がないからといっても，重力がないとはいえないし，重力がものを引き寄せないとはいえない。

　筋肉が手足を動かすことを二元論で説明しようとすると，次のように妙なことになる。すなわち，筋肉が活動しても，「ちから」を生まない。なぜなら，筋肉は見えるが，「ちから」は目にみえないものだからだ。そこで，筋肉とは別の何か（たとえば神）が，「ちから」を生む。

　さらに問題は続く。「ちから」は目に見えないものだから，「ちから」は手足を動かすことはできない。つまり，「筋肉が働いても，手足を動かすことがで

きない」との結論になる。

　このように,「ちから」には姿・形はないが,だからといって,目に見えない何か(たとえば神)が「ちから」を出すというのは,合理的な説明ではない。

　筋肉を脳に,「ちから」を心に置き換えて,上の文を読み替えると次のようになる。「脳が活動しても心を生まない。なぜなら,脳は目に見えるが,心は目に見えないものだからだ。そこで,脳とは別の何か(神)が心を生む」。
　この説明の異常さは,おわかりだろう。「心が目に見えない」ことと,「神が心を生む」ととらえることの間には,必然的なつながりは何もない。二元論を支持する根拠にはならない。

　破壊,刺激が脳に加わったときに起きる心の変化から,デカルトは脳が心を生むとの一元論を主張し,二元論を否定する。しかも,『方法序説』で述べた「神が心を生む」との二元論の根拠は疑わしい。このことから導かれる結論は明白だ。「脳が心を生む」とする一元論が正しい。だから,「神が心を生む」とする二元論を捨てるべきだ。
　だが,二元論を捨てることは,『方法序説』を捨てることにほかならない。自分の哲学の出発点の否定である。しかも,それは脳から神をおいだすことを意味する。ガリレオの地動説が教会で断罪された時代のことである。二元論を捨てるかどうか,デカルトは深刻に悩んだにちがいない。
　ほかの人の説明はすべて疑ったデカルトが,『方法序説』の自分の二元論を疑わなかった(疑うことができなかった)。そこでデカルトの主張は,「脳が心を生む」とする一元論と,「神が心を生む」とする二元論をともに説く矛盾したものになっている。

14.2.2　二元論のおよぼす影響

　デカルトの二元論は,発表当時から批判されてきた。親密に手紙をやり取りしたエリザベト王女からも疑問が投げられている[4]。そして,それにきちんと

答えていない。最近になっても,『デカルトのエラー』(英語の題名)という本が出され,二元論が批判されている[54]。

デカルトが二元論を捨てなかったことは,後にも悪い影響を及ぼした。デカルトがいうのだから,二元論は正しいにちがいない。教会の教えにもかなう。こうして,二元論が一人歩きを始めた。

一人歩きの例は,カナダの脳外科医ペンフィールドにも見られる。彼は,人の脳を電気刺激すると,その人に感覚が生まれることを明らかにした[55]。すなわち,「脳の一部のニューロンが電気刺激で興奮すると,感覚が生まれる」のだ。私が引用したように(9章),この実験は,感覚を生む情報がニューロンに備わるとの一元論を支持する決定的な証拠である。

にもかかわらず,ペンフィールドは,「脳は感覚を生まない。脳とは異なる別の何か(神)が感覚を生む」との結論を下す[55]。これは,『情念論』でのデカルトの結論「脳が感覚を生む」とは,まっこうから対立する。

もし,神が感覚を生むのなら,脳が活動しても感覚は起きないはずだ。ところが,脳の電気刺激は,さまざまな場所の皮膚に触れられたとの感覚を生んだ。こうして,実験結果とは矛盾する結論をペンフィールドは出す。

なぜ,逆の結論になるのか。合理的には説明できない。イギリスの生理学者シェリントンは,エイドリアンとともに1932年にノーベル賞を受ける。ペンフィールドは,シェリントンのところに留学したことがある。シェリントンを尊敬するペンフィールドは,この著書[55]をシェリントンにささげている。そのシェリントンは,二元論を唱えていたらしい。

そこで,ペンフィールドは,どんな実験結果であれ,二元論で説明したのだ。はじめに,二元論ありきだ。二元論が一人歩きをした例だと,私には思える。

14.2.3 唯物論

「神が心を生む」との二元論は,脳から心を分離した。だから,もし二元論

が正しいなら,脳を調べても心はわからない。これは,物理世界だけを対象にする研究者が,いいわけするのに好都合な見方だ。つまり,「自分たちは脳のニューロンを,物理的・化学的手法で調べている。心を調べているのではない」というものだ。

物理世界だけを対象とする研究は,姿・形のある「もの」だけを扱う「唯物論」だ。すなわち,唯物論は,「脳に心はない」とみなす。脳から心を追い出したのだ(8.7節)。唯物論を先の分類に加えると,次のようになる。

$$\begin{cases} \text{脳に心がある} \begin{cases} 1.\ \text{一元論:脳が心を生む} \\ 2.\ \text{二元論:神が心を生む} \end{cases} \\ \text{脳に心はない} \quad 3.\ \text{唯物論} \end{cases}$$

脳に心を認めるかどうかで,二つのグループに分かれる。「脳に心がある」とするもののうち,心を生む原因のちがいで一元論と二元論に分かれる。一方,「脳に心はない」とするものの中に,唯物論が位置づけられる。

「感覚や記憶」などは,私たちの「心」の活動だ。だから,「脳に心はない」とする唯物論が,「感覚や記憶」を明らかにすることは,原理上,ありえない。

神経科学では,シナプス伝達効率の持続的な変化(シナプス可塑性と呼ばれている)が記憶の基礎過程だといわれている。

だが,シナプス伝達の効率変化が持続するかどうかは,物理世界のできごとである。一方,「けさのコーヒーはにがかった」などの記憶は,私たちの心に生まれるできごとである。二つは,異なる世界のできごとだ。だから,シナプス可塑性は,私たちの記憶には関係しない。

唯物論に立つことを標榜する研究者は,分析対象を物理世界に限るべきだ。唯物論者は,脳から心を追い出したのだから,心のできごとについて語るべきでない。

「自分たちは,ニューロンに起きる物理量(姿・形のあるもの)の変化だけ

を調べている。だから，目に見えない心のことはわからない」というのが適切な表現だ。

　唯物論に徹するのであれば，「私たちには，感覚や記憶はない。なぜなら感覚や記憶には，姿・形がないからだ」と，主張すべきである。

　神経科学が，「感覚」や「記憶」など心に生まれるできごとを明らかにすることをめざすのであれば，「脳が心を生む」との「1. 一元論」に立つべきである。本書で一貫して主張してきたのがこの点である。それは，生理学の中心に心を位置づけることに等しい。すなわち，神経科学は，「2. 二元論」も「3. 唯物論」も捨てるべきだ。

　このように，「神が心を生む」とするデカルトの二元論は，脳科学にも悪影響を与え続けている。

14.2.4　二元論から一元論へ

　ほかの人のいうことはすべて疑わしい。すこしでも疑わしいものは捨てると決意して，デカルトは哲学を開始した（『方法序説』）。そのデカルトが脳に対して行った実証的な仕事の結果，「脳が心を生む」との一元論（心身合一説）が正しいとわかった（『情念論』）。これは，「神が心を生む」との二元論を否定することだ。

　しかし，デカルトは，『方法序説』で唱えた二元論を捨てることができなかった。自分のいったことはすべて正しいとして，自分を疑うことはしなかったのだ。何とも皮肉なことである。

　17世紀前半といえば，日本の徳川時代の始まりである。その当時，デカルトは，「脳が心を生む」との一元論を実証的に明らかにしていた。だから，「神が心を生む」との二元論をきっぱりと捨てるべきだった。もし，それが実行されていたなら，感覚を生む情報が脳にあるとする「生得説」が決定的となっていただろうに。

デカルトは,「神が心を生む」と唱える二元論者だといわれてきた。だが,今見てきたように,それはちがう。デカルトは,二元論を捨てることができなかったが,「脳が心を生む」との一元論を,証拠に基づいて主張した人だった。

私の比較器説と一致するのは,デカルトの一元論であって,二元論ではない。

14.3 情報はニューロン間を伝わらない

人工の通信機や,手紙,電話では,送信者から受信者に情報が伝わる。計算機の中では,2進符号が伝わり,論理回路で情報が処理される。

伝統的なセンサー説は,これにならい,受容器が体の外の情報をインパルスという符号に変えて脳に送り,符号の処理・解読が脳で行われるととらえてきた。視床下部に温度比較器があるとの説も,この見方に基づく。

これは,脳の中においても(**図 14.1(a)**),ニューロンからニューロンにインパルスで情報が伝わり,興奮性や抑制性シナプスで符号の処理が行われるとの見方を生んだ[56]。

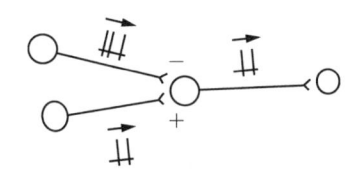

(a) センサー説(インパルスは情報を運ぶ,だが,インパルスが神経回路を伝わっても感覚は生まれない)

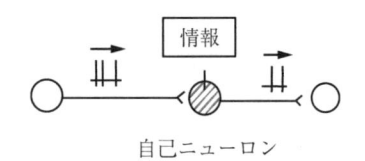

(b) 比較器説(インパルスで自己ニューロンが活動すると感覚が生まれる,普通ニューロン(白丸)が活動しても感覚は生まれない)

図 14.1 情報は伝わるか

しかし,本書で何度も述べてきたように,体の外の物理世界の情報が中に伝わるとの見方では,体温調節も感覚も説明不能になる。受容器が出すインパルスは,情報を運ぶ符号ではない。そのインパルスが脳にはいっても,インパル

スは符号を伝えない。脳の中のニューロンとニューロンの間でも，インパルスが符号を運ぶことはいっさいない。

インパルスが符号を運び，神経回路で処理が行われるとの見方は，脳の理解にとって有害である。捨て去るべきだと，私は考える。

これに対し，受容器は比較器だと私は唱える。センサー説から比較器説への転換は，生体の情報についての見方を一変させる。

比較器の出すインパルスは引き金であり，標的ニューロンの活動を引き起こす（あるいは抑える）だけのものだ。こうとらえたとき，体温調節も感覚も説明が可能になった。

感覚を生む「情報」は，生まれたときから脳の自己ニューロンに蓄えられているにちがいない。インパルスでニューロンが興奮するとき，「情報」が発現して，私たちの心に感覚が生まれるのだ（b）。

14.4　感覚を生む「情報」の特徴

体の外からの刺激に応じて受容器が出すインパルスが脳の自己ニューロンを活動させるとき，冷感や味，におい，音，光が生まれる。だから，自己ニューロンには感覚を生む「情報」がはじめから備わるはずと述べてきた。

では，感覚を生む「情報」とはどのようなものか。現在の段階では，わからない。この「情報」を明らかにすることが，感覚や心を理解する上での重要な課題である。ここでは，「情報」に物質的基盤があると仮定して，その特徴を考える。すなわち，「情報」の発現で生まれる感覚には姿・形がないが，感覚を生む「情報」には，姿・形があると見ることだ。

これは，「ちから」は見えないが，筋肉は見えることに似ている。

体を構成するタンパク質はDNAの指示で合成されるが，時間がたつと壊れる。つまり，タンパク質などの生体分子に，入れ替わり（代謝回転）はつきものだ。ところが，感覚は，何十年たっても変わらない。そこで，タンパク質な

どの分子に入れ替わりがあっても，ROMに蓄えられた「情報」は，変化しないように積極的に維持されているはずだ。

個体発生での分裂をやめた脳の自己ニューロンは，自己の一生の間，物質が入れ替わりながらも，同一の細胞として生き続ける。そこで，自己ニューロンの同一性と，感覚を生む「情報」の同一性は，似たしくみで維持されているのかもしれない。

赤ん坊は教えなくても，感覚が可能だ。つまり，感覚を生む「情報」は生まれつきのものである。それゆえ，DNAには，感覚の「情報」をROMに蓄える設計図があるにちがいない。感覚を生む「情報」は，進化の途上で動物が発明し，遺伝により後の世代に伝わるものなのだろう。

14.5　個体発生は私たちを作る

私たちの一生は，1個の受精卵から始まる。受精卵が分裂して生まれた数多くの細胞から，個体ができる。

これらの細胞は，すべて同じ遺伝情報を持つ。だが，組織や細胞の違いで，発現する遺伝子は異なる。そこで，細胞ごとに形や性質，機能にちがいができる。そして，目の色素量や血液型など，遺伝情報に応じた形質が現れる。

伝統的な生物学は，個体発生とは体を作ることだという（図14.2（a））。

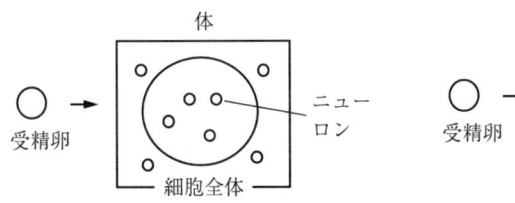

（a）　従来の見方（受精卵から体ができる，心はできない）

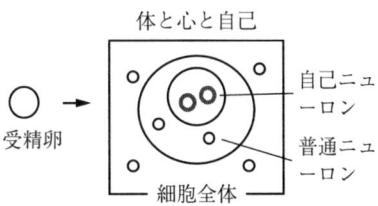

（b）　比較器説（受精卵から体と心と自己ができる）

図 14.2　個 体 発 生

心を作るとは、いわなかった。

　しかし、赤ん坊は、体だけでなく、心を持って生まれ、そして成長する。そこで、個体発生とは、発生途上の細胞が、体だけでなく、心や、生きる主体としての自己を作る過程だと、私は考える（b）。すなわち、受精卵から生じる多数の細胞のうち、一部の細胞は、自己ニューロンになるにちがいない。

　では、どんな細胞が自己ニューロンになるのだろうか。

　感覚や記憶、行動や言葉などにかかわるのは脳だ。だから、脳のニューロンの一部が自己ニューロンになると考えられる。それ以外のニューロンは、普通ニューロンだ。

　発生の途上では、皮膚感覚や聴覚、視覚などの感覚を生む「情報」、また、喜怒哀楽などを生む「情報」が、自己ニューロンのROMにどんどん書き込まれるのだろう。これは心の発生過程ともいうべきもので、その結果、個体が生まれると考えられる。

　個体発生は、人間に限ったことではない。哺乳類やトリ、サカナ、昆虫などにおいても、個体発生は、体だけでなく心と自己を作る作業といえる。

おわりに

「まえがき」に述べたように，体温調節の研究を始めてすぐ，「何が体温調節器か？」との問いと私は格闘した。その答えは意外なものだった。

生理学では，皮膚にある温受容器と冷受容器は温度のセンサーであり，皮膚温をインパルスという符号に変えて中に運ぶと説明していた。そして，その符号を受けて体温調節反応を生むサーモスタットが脳にあると，唱えていた。今もそう考えている人は多い。

だが，それはちがう。温・冷受容器はそれ自身が，皮膚温の比較器だ。2種の比較器が出すインパルスは，標的を駆動する引き金だ。冷受容器はヒーターを使って寒さを防ぐサーモスタットだ。一方の温（熱）受容器は，クーラーを使って暑さを防ぐサーモスタットだ。

これは，工学の制御論に基づいて，生き物の「体温調節器」を発見した歴史的な瞬間だったと私は思う。これは，また，皮膚温の調節器は，脳にあるとの見方を否定することだった。

それからずいぶんと年月がたった。しかし，この発見は間違いでなかったと，今あらためて思う。私たちの体はセンサーを持たないとの見方が，私の研究を引っ張ってきた。

パッチクランプ法を用いた冷受容器（単一チャネル）の解析により，受容器の比較のしくみは，閾でのタンパク質の相転移とわかった。相転移は，すべての受容器における比較のしくみといえる。

センサー説から比較器説への転換は，体温調節だけでなく，感覚の説明を一変させる。受容器が出すインパルスは，体の外にある「情報」を中に運ぶ符号ではない。脳の標的に生まれつき備わる「情報」を発現させる引き金だ。

このことは，感覚を生む「情報」のある場所が，体の外から脳の中に移動す

ることを示す。これで，感覚の枠組み転換が決定的になる。

　私たちは，体の外の対象を五感でとらえる。その際，水の冷たさ，ミカンの味やにおい，川の流れる音，空の青さというふうに，体の外にある対象がそれぞれの性質を持ち，それを五感でとらえていると思っている。しかし，日常の経験からは理解しにくいことだが，体の外には，暑さや寒さはないし，痛みもない。味やにおいはない。体の外には，音も色（光）もいっさいない。
　体の外にあるのは，もの，温度，化学物質，空気波，電磁波などがある無味乾燥な物理世界である。私たちは，物理世界のものを自分たちの感覚で直接に知ることはけっしてない。
　物理世界にあるものが皮膚や口，耳，目などの感覚器官に届くと，受容器はインパルスを脳に向けて出す。そのとき，皮膚が冷たい，ミカンの味やにおいがする，川の音が聞こえる，空が青いなどの「感覚」が，私たちに生まれる。これらの「感覚」こそ，ふだん私たちが経験している世界にほかならない。

　物理世界と感覚世界とは，まったく別の世界である。このことに気づいたのは，デカルトやカントなどの哲学者だった。一方，科学技術の進歩は，センサーを用いてさまざまな物理量を測ることで，物理世界の存在を実証してきた。
　そこで，私たちは，体の外の物理世界を二つの方法でとらえている。一つは，ほかの動物と同じように，物理世界を五感で間接的にとらえている（いつも経験している世界だ）。もう一つは，人工のセンサーで物理量を測ることで，物理世界を直接的にとらえている。

　エイドリアン以来の生理学では，受容器はセンサーだと説明してきた。生理学は，物理世界を感覚でとらえることと，物理量を人工のセンサーで測ることとを混同したのだ。

　しかし，物理世界と感覚世界は，まったくちがう世界なので，物理世界をコピーしても感覚世界にはけっしてならない。センサー説では，私たちの心に生

まれる感覚を説明することは不可能だ。

　エイドリアン以来，約80年が経過するが，その枠組みは変わっていない。だから，生理学が説く感覚の説明は，エイドリアンのときから一歩も進んでいないのだ。

　これに対し，比較器説は，感覚を生む「情報」は生まれつき脳にあると説く。脳に加わった破壊や刺激の結果，心におきる変化から，このことは支持される。ラベルつき線路説，人工内耳や幻肢，共感覚は，比較器説ならば説明が可能だが，センサー説ではけっして説明できない。

　受容器は比較器であり，体の外の物理量を自らの基準と比較し，物理量が活動領域にはいるとき，インパルスを出す。そのインパルスが標的を刺激すれば，感覚を生む「情報」が発現し，対象についての感覚が反射的に生まれる。

　本書は，読者を「比較器説」の世界に誘って，ついに最終地点にまで到達した。最後まで読んでいただいた読者には，目からうろこがおちる思いを共有してもらえただろうか。感想，批評をお聞かせいただければ幸いである。

引 用 文 献

1) S. Kobayashi: Warm- and cold-sensitive neurons inactive at normal core temperature in rat hypothalamic slices, Brain Res., **362**, pp.132-9 (1986)
2) S. Kobayashi: Temperature-sensitive neurons in the hypothalamus: a new hypothesis that they act as thermostats, not as transducers, Prog. Neurobiol., **32**, pp.103-35 (1989)
3) M. Okazawa, K. Takao, A. Hori, T. Shiraki, K. Matsumura and S. Kobayashi: Ionic basis of cold receptors acting as thermostats, J. Neurosci., **22**, pp.3994-4001 (2002)
4) デカルト：情念論 (1649)（野田又夫 訳，中央公論新社，2002）
5) S. Kobayashi and T. Takahashi: Whole-cell properties of temperature-sensitive neurons in rat hypothalamic slices, Proc. R. Soc. Lond. B Biol. Sci., **251**, pp.89-94 (1993)
6) A. Hori, K. Minato and S. Kobayashi: Warming-activated channels of warm-sensitive neurons in rat hypothalamic slices, Neurosci. Lett., **275**, pp.93-6 (1999)
7) M. Okazawa, W. Inoue, A. Hori, H. Hosokawa, K. Matsumura and S. Kobayashi: Noxious heat receptors present in cold-sensory cells in rats, Neurosci. Lett., **359**, pp.33-6 (2004)
8) S. Kobayashi, A. Hori, K. Matsumura and H. Hosokawa: Heat-induced membrane depolarization of hypothalamic neurons: A putative mechanism of central thermosensitivity, Am. J. Physiol., **290**, pp.R1479-84 (2006)
9) S. Kobayashi, M. Okazawa, A. Hori, K. Matsumura and H. Hosokawa: Paradigm shift in sensory system—Animals do not have sensors, J. Thermal Biology, **31**, pp.19-23 (2006)
10) 小林茂夫，岡澤 慎，堀あいこ，松村 潔，細川 浩：感覚の枠組み転換―動物にセンサーはない，臨床体温，**23**, pp.10-19 (2005)
11) E. D. Adrian: The Basis of Sensation, Christophers, London (1928)
12) ジョン・ロック：人間知性論 (1690)（大槻春彦 訳，岩波書店，1972）
13) H. Hensel and Y. Zotterman: The response of the cold receptors to constant

cooling, Acta Physiol. Scand., **22**, pp.96-105 (1951)
14) H. J. Carlisle and D. L. Ingram : The effects of heating and cooling the spinal cord and hypothalamus on thermoregulatory behaviour in the pig, J. Physiol. Lond., **231**, pp.353-64 (1973)
15) W. W. Roberts and R. D. Mooney : Brain areas controlling thermoregulatory grooming, prone extension, locomotion, and tail vasodilation in rats, J. Comp. Physiol. Psychol., **86**, pp.470-80 (1974)
16) J. M. Lipton : Thermosensitivity of medulla oblongata in control of body temperature, Am. J. Physiol., **224**, pp.890-7 (1973)
17) C. Y. Chai and M. T. Lin : Effects of thermal stimulation of medulla oblongata and spinal cord on decerebrate rabbits, J. Physiol. Lond., **234**, pp.409-19 (1973)
18) E. Satinoff : Neural organization and evolution of thermal regulation in mammals, Science, **201**, pp.16-22 (1978)
19) T. Nakayama, H. T. Hammel, J. D. Hardy and J. S. Eisenman : Thermal stimulation of electrical activity of single units of the preoptic region, Am. J. Physiol., **204**, pp.1122-6 (1963)
20) J. Bligh : Temperature Regulation in Mammals and Other Vertebrates, North-Holland, Amsterdam (1973)
21) D. Mitchell, J. W. Snellen and A. R. Atkins : Thermoregulation during fever : change of set-point or change of gain, Pflügers Arch., **321**, pp.293-302 (1970)
22) M. J. Kluger : Fever : role of pyrogens and cryogens, Physiol. Rev., **71**, pp.93-127 (1991)
23) J. D. Hardy, R. F. Hellon and K. Sutherland : Temperature-sensitive neurones in the dog's hypothalamus, J. Physiol., **175**, pp.242-53 (1964)
24) T. Hori, T. Nakashima, N. Hori and T. Kiyohara : Thermo-sensitive neurons in hypothalamic tissue slices in vitro, Brain Res., **186**, pp.203-7 (1980)
25) S. R. Kelso, M. N. Perlmutter and J. A. Boulant : Thermosensitive single-unit activity of in vitro hypothalamic slices, Am. J. Physiol., **242**, pp.R 77-84 (1982)
26) S. Kobayashi and N. Murakami : Thermosensitive neurons in slice preparations of rat medulla oblongata, Brain Res. Bull., **8**, pp.721-6 (1982)
27) J. Abe, M. Okazawa, R. Adachi, K. Matsumura and S. Kobayashi : Primary

cold-sensitive neurons in acutely dissociated cells of rat hypothalamus, Neurosci. Lett., **342**, pp.29-32 (2003)

28) J. L. Barker and D. O. Carpenter : Thermosensitivity of neurons in the sensorimotor cortex of the cat, Science, **169**, pp.597-8 (1970)

29) B. Hille : Ionic Channels of Excitable Membranes, 3rd ed., Sinauer, Sunderland (2001)

30) O. P. Hamill, A. Marty, E. Neher, B. Sakmann and F. J. Sigworth : Improved patch-clamp techniques for high-resolution current recording from cells and cell-free membrane patches, Pflügers Arch., **391**, pp.85-100 (1981)

31) K. Suto and H. Gotoh : Calcium signaling in cold cells studied in cultured dorsal root ganglion neurons, Neuroscience, **92**, pp.1131-5 (1999)

32) M. J. Caterina, M. A. Schumacher, M. Tominaga, T. A. Rosen, J. D. Levine and D. Julius : The capsaicin receptor : a heat-activated ion channel in the pain pathway, Nature, **389**, pp.816-24 (1997)

33) M. J. Caterina, T. A. Rosen, M. Tominaga, A. J. Brake and D. Julius : A capsaicin-receptor homologue with a high threshold for noxious heat, Nature, **398**, pp.436-41 (1999)

34) G. D. Smith, M. J. Gunthorpe, R. E. Kelsell, P. D. Hayes, P. Reilly, P. Facer, J. E. Wright, J. C. Jerman, J. P. Walhin, L. Ooi, J. Egerton, K. J. Charles, D. Smart, A. D. Randall, P. Anand and J. B. Davis : TRPV3 is a temperature-sensitive vanilloid receptor-like protein, Nature, **418**, pp.186-90 (2002)

35) A. D. Guler, H. Lee, T. Iida, I. Shimizu, M. Tominaga and M. Caterina : Heat-evoked activation of the ion channel, TRPV4, J. Neurosci., **22**, pp.6408-14 (2002)

36) A. M. Peier, A. Moqrich, A. C. Hergarden, A. J. Reeve, D. A. Andersson, G. M. Story, T. J. Earley, I. Dragoni, P. McIntyre, S. Bevan and A. Patapoutian : A TRP channel that senses cold stimuli and menthol, Cell, **108**, pp.705-15 (2002)

37) G. M. Story, A. M. Peier, A. J. Reeve, S. R. Eid, J. Mosbacher, T. R. Hricik, T. J. Earley, A. C. Hergarden, D. A. Andersson, S. W. Hwang, P. McIntyre, T. Jegla, S. Bevan and A. Patapoutian : ANKTM 1, a TRP-like channel expressed in nociceptive neurons, is activated by cold temperatures, Cell, **112**, pp.819-29 (2003)

38) 藤沢令夫：プラトンの哲学，岩波書店 (1998)

39) アリストテレス：心とは何か（桑子敏雄 訳，講談社，1999）
40) 石川文康：カント入門，ちくま書房（1995）
41) J. Müller：Handbuch der Physiologie des Menschen fur Vorlesungen., vol. 2, Holscher, Coblenz（1833-1840）
42) W. Penfield and T. Rasmussen：The Cerebral Cortex of Man. A Clinical Study of Localization of Function, Macmillan, New York（1950）
43) ユクスキュル，クリサート：生物から見た世界（1934）（日高敏隆・羽田節子 訳，岩波書店，2005）
44) E. R. Kandel, J. H. Schwartz and T. M. Jessell：Principles of Neural Science, 4th ed., McGraw-Hill, New York（2000）
45) K. D. Davis, R. M. Lozano, M. Manduch, R. R. Tasker, Z. H. Kiss and J. O. Dostrovsky：Thalamic relay site for cold perception in humans, J. Neurophysiol., **81**, pp.1970-3（1999）
46) C. Maihofner, M. Kaltenhauser, B. Neundorfer and E. Lang：Temporo-spatial analysis of cortical activation by phasic innocuous and noxious cold stimuli—a magnetoencephalographic study, Pain, **100**, pp.281-90（2002）
47) V. S. ラマチャンドラン，S. ブレイクスリー：脳のなかの幽霊（1998）（山下篤子 訳，角川書店，1999）
48) R. E. シトーウィック：共感覚者の驚くべき日常（1993）（山下篤子 訳，草思社，2002）
49) 川岸郁郎：バクテリアの温度センサー（生物のスーパーセンサー），共立出版（1997）
50) M. Sugita and Y. Shiba：Genetic tracing shows segregation of taste neuronal circuitries for bitter and sweet, Science, **309**, pp.781-5（2005）
51) C. E. Carr and M. Konishi：Axonal delay lines for time measurement in the owl's brainstem, Proc. Natl. Acad. Sci. USA, **85**, pp.8311-5（1988）
52) J. G. Nicolls, A. R. Martin and B. G. Wallace：ニューロンから脳へ，第3版，Sinauer（邦訳 廣川書店，2001）
53) デカルト：方法序説（1637）（谷川多佳子 訳，岩波書店，1997）
54) アントニオ・R・ダマシオ：生存する脳—心と脳と身体の神秘（1994）（田中三彦 訳，講談社，2000）
55) W. ペンフィールド：脳と心の正体（1975）（塚田裕三・山河 宏 訳，法政大学出版局，1987）
56) J. P. シャンジュー：ニューロン人間（1983）（新谷昌宏 訳，みすず書房，1989）

索　　引

【あ】

圧受容器　　　　　　　　92
アミノ酸　　　　　　　109
アリストテレス　　　　105

【い】

イオン　　　　　　　　73
イオン機構　　　　　　80
イオン選択性　　　　　75
イオンチャネル　　　　73
イオンチャネル連結型
　受容器　　　　　　　99
イオン濃度　　　　　　74
1自己ニューロンに1情報
　　　　　　　　127,163
イデアの世界　　　　　105
遺伝子　　　　　　　　86
インパルス　　　　　4,24

【う】

右脳　　　　　　　　102
生まれつき　　　　　105
運動ニューロン　　　　89

【え】

エイドリアン　　　4,109
塩基　　　　　　　　109
延髄　　　　　　　　27

【お】

音　　　　　　　　　146
オームの法則　　　　　74
温細胞　　　　　　　　27
　――のシンボル　　　51
温度計　　　　　　　　11
温度調節器　　　　　　17
温度不感細胞　　　　　27
温・冷受容器　　　　　24

【か】

外温性動物　　　　　　21
開口　　　　　　　　　74
解読　　　　　　　11,30
開閉制御　　　　　　　18
外リンパ液　　　　　148
カエル　　　　　　　　21
科学・技術　　　　　106
化学受容器　　　　　　97
化学物質　　　　　　　31
蝸牛　　　　　　　　148
可視波　　　　　　　159
仮想的な世界　　　10,114
活動相　　　　　　　　83
過渡応答　　　　　　　31
神　　　　　　　　　172
ガラス電極　　　　　　38
感覚　　　　　　　　　1
　――の共通性　　　120
　――の枠組み　　　　6
感覚世界　　　2,4,111,124
感覚野　　　　　　　102
桿体　　　　　　　　161
カンデル　　　　　　119
カント　　　　　　　105

【き】

キー　　　　　　　　154
記憶装置　　　　　　126
ギガオームシール　　　76
逆転電位　　　　　　　75
逆向きオーバーシュート　43
キャプサイシン　　　　31
嗅覚　　　　　　　　144

【く】

求心性　　　　　　　　4
共感覚　　　　　　　137
ギリシャ　　　　　　105
筋紡錘　　　　　　　　89

【く】

空気波　　　　　　　3,146
グルタミン酸　　　　　99

【け】

経験論　　　　　　4,104,169
蛍光指示薬　　　　　　78
頸動脈洞　　　　　　　92
ゲート　　　　　　　　73
ゲノム　　　　　　　109
幻肢　　　　　　　　135

【こ】

恒温動物　　　　　　　20
工学モデル　　　　　　31
五感　　　　　　　　1,112
　――の世界　　　　115
心　　　　　　　　5,103,119
弧束核　　　　　　　　92
個体発生　　　　　　181
コルチ器官　　　　　149

【さ】

最小単位　　　　　　　83
細胞外記録　　　　　　27
細胞内シグナル伝達　　99
細胞内電位　　　　　　73
サカナ　　　　　　　　21
サチノフ　　　　　　　34
左脳　　　　　　　　102
サーモスタット　　　　17
酸　　　　　　　　　　31

【し】

シェリントン	176
紫外線	122, 159
視覚の単位	163
視覚野	102
時　間	114
閾	5
閾応答	31, 40
閾電位	78
シグナル変換	99
刺　激	173
自　己	1, 103, 111, 113, 119
自己ニューロン	125, 182
視細胞	161
視床下部	26, 32
膝蓋腱反射	89
シナプス後部ニューロン	96
シナプス小胞	96
シナプス伝達	96
周波数	151
重　力	3
——の法則	3
受容器	96
受容器電位	78
松果腺	6, 105
情念論	6
情　報	4, 85, 105, 113, 126
触感覚の世界	132
ジョン・ロック	4, 106, 169
芯　温	20
神経伝達物質	96
心身二元論	171
伸張受容器	89
伸張反射	89
浸透圧	31
振動源	146
——の定位	156
深部体温	20
心理学	103

【す】

錐　体	161
姿・形	3, 116
スライス標本	38

【せ】

静止相	83
静止電位	74
静特性	53
生得説	6, 104, 170
生得的	113
生命科学	3
西洋哲学	105
生理学	103
赤外線	159
脊　髄	24, 27
脊椎動物	21
セットポイント説	35
線形目盛り	97
先験的	106
センサー	4
センサー説	4, 29
選択性	73

【そ】

相転移	83, 84
走熱性	22
相反抑制	34
ゾウリムシ	21
測定器	8
ソクラテス	105
粗　密	30
粗密波	146

【た】

帯域比較器	153, 163
第一性質	107
第一要素	111
体温調節	7
第三要素	111
代謝型受容器	99
対　象	3
対数目盛り	97
体性感覚野	102
大腿四頭筋	89
大腸菌	21
第二性質	107
第二要素	111
大脳皮質	24, 102
多細胞生物	8
多刺激受容器	14, 87
脱分極	78
タブラ・ラサ	4
単一チャネル活動	81
単一チャネル電流	74
単一容器モデル	52
単細胞生物	8, 21, 139

【ち】

地動説	3, 117
チャネル	73
忠実度	153
聴　覚	146
——の単位	154
聴覚野	102
聴神経	108
調節器	27, 32
鳥　類	20

【て】

デカルト	6, 105, 125, 157, 170
哲　学	103
電位依存性Kチャネル	96
電位依存性チャネル	93
電位比較器	93
転　換	7, 117
電磁波	3, 159
天動説	3, 117
電　波	159

【と】

動特性	53
トカゲ	21
特徴周波数	149, 151

索引

特徴抽出説　166
特徴波長　162
トーパー　45

【な】

内温性動物　20
内耳　148
内有毛細胞　149
内リンパ液　149
波受容器　153

【に】

二重容器モデル　62
2進符号　179
ニュートン　3,117
人間知性論　107

【ね】

熱極　26

【の】

脳科学　108
脳の断層像　129

【は】

破壊　173
発火頻度　4,152
発現　7
パッチクランプ法　75
ハードウェア　85
万有引力　117

【ひ】

比較器　5,10,14,40,87,170
比較器説　5,110,170
比較動作　84
ヒステリシス　40
標的　24
標的ニューロン　6,102
比例制御　18

【ふ】

不活性化　78
不感電極　74
符号　4,11,30,84
舞台　111
舞台監督　112
普通ニューロン　125,182
物理世界　106,111,124
物理量　3
ブライ　33
プラトン　105
分散統合システム　131
分子生物学　108

【へ】

閉口　74
平衡電位　74
変温動物　21
ペンフィールド　108,133,158,176

【ほ】

方法序説　171
飽和　39
飽和応答　31,40
哺乳類　20
ホムンクルス　134
ホメオスタシス　20
ホールセル　76

【ま】

マイクロホン　147
膜電位記録　78
膜片　76

【み】

味覚　141
ミツバチ　122

【む】

無脊椎動物　21

無味乾燥　111

【め】

メンソール　31

【も】

モデル研究　50
もの自体　106

【や】

約束ごと　13

【ゆ】

唯物論　179

【よ】

ヨハネス・ミュラー　108

【ら】

ラベルつき線路説　108,127
ラマチャンドラン　135

【り】

離散的　130
――な処理　131
領域　6

【る】

類縁関係　122

【れ】

冷細胞　28
――のシンボル　52
冷点　123
冷電流　80

【わ】

わがはい　112
枠組み　110

索引

【B】
B錐体　　　162

【C】
Caイメージ法　　　78
Caチャネル　　　96

【D】
DNA　　　108, 180

【F】
Fura-2　　　78

【G】
G錐体　　　162

【O】
outside-out記録法　　　76

【R】
R錐体　　　162
ROM　　　126, 181

【S】
S字状の曲線　　　97

【T】
TRP　　　86

【X】
X線　　　159

―― 著者略歴 ――

1947 年生まれ
京都大学工学部卒業
東京大学大学院教育学研究科修士課程修了
現在，京都大学情報学研究科教授
研究分野は，生体情報処理，感覚生理学

脳が作る感覚世界 ―生体にセンサーはない―
Sensation World made by the Brain ― Animals do not have Sensors ―
　　　　　　　　　　　　　　　　　　　　Ⓒ Shigeo Kobayashi　2006

2006 年 5 月 23 日　初版第 1 刷発行
2007 年 6 月 10 日　初版第 2 刷発行

検印省略	著　者	小　林　茂　夫
	発行者	株式会社　コロナ社
		代表者　牛来辰巳
	印刷所	新日本印刷株式会社

112-0011　東京都文京区千石 4-46-10
発行所　株式会社　コロナ社
CORONA PUBLISHING CO., LTD.
Tokyo Japan
振替 00140-8-14844・電話(03)3941-3131(代)
ホームページ http://www.coronasha.co.jp

ISBN 978-4-339-06735-4　（阿部）　（製本：愛千製本所）
Printed in Japan

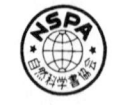

無断複写・転載を禁ずる
落丁・乱丁本はお取替えいたします

ヒューマンサイエンスシリーズ
(各巻B6判)

■監　修　早稲田大学人間総合研究センター

			頁	定価
1.	性を司る脳とホルモン	山内 兄人／新井 康允 編著	228	1785円
2.	定年のライフスタイル	浜口 晴彦／嵯峨座 晴夫 編著	218	1785円
3.	変容する人生 ーライフコースにおける出会いと別れー	大久保 孝治 編著	190	1575円
4.	母性と父性の人間科学	根ヶ山 光一 編著	230	1785円
5.	ニューロシグナリングから知識工学への展開	吉岡 亨／市川 一寿／堀江 秀典 編著	160	1470円
6.	エイジングと公共性	渋谷 望／谷 閑樹 編著	230	1890円
7.	エイジングと日常生活	高木 知和／田戸 功 編著	184	1575円
8.	女と男の人間科学	山内 兄人 編著	222	1785円
9.	人工臓器で幸せですか？	梅津 光生 編著	158	1575円
	バイオエシックス	木村 利人 編著		
	現代に生かす養生学	石井 康智 編著		

定価は本体価格+税5%です。
定価は変更されることがありますのでご了承下さい。

図書目録進呈◆

ME教科書シリーズ

(各巻B5判)

- ■(社)日本生体医工学会編
- ■編纂委員長　佐藤俊輔
- ■編纂委員　稲田　紘・金井　寛・神谷　瞭・北畠　顕・楠岡英雄
戸川達男・鳥脇純一郎・野瀬善明・半田康延

	配本順			頁	定価
A-1	(2回)	生体用センサと計測装置	山越・戸川共著	256	4200円
A-2	(16回)	生体信号処理の基礎	佐藤・吉川・木竜共著	216	3570円
B-1	(3回)	心臓力学とエナジェティクス	菅・高木・後藤・砂川編著	216	3675円
B-2	(4回)	呼吸と代謝	小野功一著	134	2415円
B-3	(10回)	冠循環のバイオメカニクス	梶谷文彦編著	222	3780円
B-4	(11回)	身体運動のバイオメカニクス	石田・廣川・宮崎・阿江・林共著	218	3570円
B-5	(12回)	心不全のバイオメカニクス	北畠・堀編著	184	3045円
B-6	(13回)	生体細胞・組織のリモデリングのバイオメカニクス	林・安達・宮崎共著	210	3675円
B-7	(14回)	血液のレオロジーと血流	菅原・前田共著	150	2625円
B-8	(20回)	循環系のバイオメカニクス	神谷瞭編著	204	3675円
C-1	(7回)	生体リズムの動的モデルとその解析 ―MEと非線形力学系―	川上博編著	170	2835円
C-2	(17回)	感覚情報処理	安井湘三編著	144	2520円
C-3	(18回)	生体リズムとゆらぎ ―モデルが明らかにするもの―	中尾・山本共著	180	3150円
D-1	(6回)	核医学イメージング	楠岡・西村監修　藤林・田口・天野共著	182	2940円
D-2	(8回)	X線イメージング	飯沼・舘野編著	244	3990円
D-3	(9回)	超音波	千原國宏著	174	2835円
D-4	(19回)	画像情報処理（I） ―解析・認識編―	鳥脇純一郎編著　長谷川・清水・平野共著	150	2730円
E-1	(1回)	バイオマテリアル	中林・石原・岩崎共著	192	3045円
E-3	(15回)	人工臓器（II） ―代謝系人工臓器―	酒井清孝編著	200	3360円

F-1	（5回）	生体計測の機器とシステム	岡田 正彦編著	238 3990円
F-2	（21回）	臨床工学(CE)と ME機器・システムの安全	渡辺 敏編著	240 4095円

以下続刊

A	生体電気計測	山本 尚武編著
A	生体光計測	清水 孝一著
C-4	脳磁気とME	上野 照剛編著
D-6	MRI・MRS	松田・楠岡編著
E	治療工学（I）	橋本・篠原編著
E-2	人工臓器（I） —呼吸・循環系の人工臓器—	井街・仁田編著
E	細胞・組織工学と遺伝子	松田 武久著
F	医学・医療における情報処理とその技術	田中 博著
F	病院情報システム	石原 謙編著
A	生体用マイクロセンサ	江刺 正喜編著
B-9	肺のバイオメカニクス —特に呼吸調節の視点から—	川上・西村編著
D-5	画像情報処理（II） —表示・グラフィックス編—	鳥脇 純一郎編著
E	電子的神経・筋制御と治療	半田 康延編著
E	治療工学（II）	菊地 眞編著
E	生体物性	金井 寛著
E	地域保険・医療・福祉情報システム	稲田 紘編著
F	福祉工学	土肥 健純編著

ヘルスプロフェッショナルのための
テクニカルサポートシリーズ

（各巻B5判）

■編集委員長　星宮　望
■編集委員　　髙橋　誠・徳永恵子

配本順			頁	定価
1.	ナチュラルサイエンス （CD-ROM付）	髙橋　誠 但野 茂彦 和田 龍 有田 清三郎 共著		
2.	情報機器学	髙橋　誠 永田　啓 共著		
3.（3回）	在宅療養のQOLとサポートシステム	徳永 恵子編著	164	2730円
4.（1回）	医用機器 I	田村 俊世 山越 憲一 村上　肇 共著	176	2835円
5.（2回）	医用機器 II	山形　仁編著	176	2835円

定価は本体価格+税です。
定価は変更されることがありますのでご了承下さい。

図書目録進呈◆

再生医療の基礎シリーズ
―生医学と工学の接点―

(各巻B5判)

コロナ社創立80周年記念出版
〔創立1927年〕

- ■編集幹事　赤池敏宏・浅島　誠
- ■編集委員　関口清俊・田畑泰彦・仲野　徹

配本順			頁	定価
1.(2回)	再生医療のための**発生生物学**	浅島　誠編著	280	4515円
2.(4回)	再生医療のための**細胞生物学**	関口清俊編著	228	3780円
3.(1回)	再生医療のための**分子生物学**	仲野　徹編	270	4200円
4.(5回)	再生医療のためのバイオエンジニアリング	赤池敏宏編著	244	4095円
5.(3回)	再生医療のためのバイオマテリアル	田畑泰彦編著	272	4410円

臨床工学シリーズ

(各巻A5判，欠番は品切です)

- ■監　　修　（社）日本生体医工学会
- ■編集委員代表　金井　寛
- ■編集委員　伊藤寛志・太田和夫・小野哲章・斎藤正男・都築正和

配本順			頁	定価
1.(10回)	医　学　概　論（改訂版）	江部　充他著	220	2940円
5.(1回)	応　用　数　学	西村千秋著	238	2835円
6.(14回)	医　用　工　学　概　論	嶋津秀昭他著	近刊	
7.(6回)	情　報　工　学	鈴木良次他著	268	3360円
8.(2回)	医　用　電　気　工　学	金井　寛他著	254	2940円
9.(11回)	改訂　医　用　電　子　工　学	松尾正之他著	288	3465円
11.(13回)	医　用　機　械　工　学	馬渕清資著	152	2310円
12.(12回)	医　用　材　料　工　学	堀内　孝 村林　俊 共著	192	2625円
19.(8回)	臨　床　医　学　総　論　Ⅱ	鎌田武信著	200	2520円
20.(9回)	電　気・電　子　工　学　実　習	南谷晴之著	180	2520円

以　下　続　刊

4. 基　礎　医　学　Ⅲ	玉置憲一他著	10. 生　体　物　性	多氣昌生他著
13. 生　体　計　測　学	小野哲章他著	14. 医用機器学概論	小野哲章他著
15. 生体機能代行装置学Ⅰ	都築正和他著	16. 生体機能代行装置学Ⅱ	太田和夫他著
17. 医用治療機器学	斎藤正男他著	18. 臨床医学総論Ⅰ	岡島光治他著
21. システム・情報処理実習	佐藤俊輔他著	22. 医用機器安全管理学	小野哲章他著

定価は本体価格+税5%です。
定価は変更されることがありますのでご了承下さい。

図書目録進呈◆